民族医药抢救性发掘整理

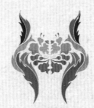

布朗族

医药简介

金锦　赵文科　主编

中医古籍出版社

图书在版编目（CIP）数据

布朗族医药简介/金锦，赵文科主编.－北京：中医古籍出版社，2014.6
（民族医药抢救性发掘整理）
ISBN 978-7-5152-0554-0

Ⅰ.①布… Ⅱ.①金… ②赵… Ⅲ.①布朗族－民族医学 Ⅳ. ①R296.1

中国版本图书馆CIP数据核字(2014)第010142号

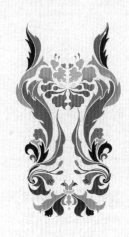

民族医药抢救性发掘整理

布朗族医药简介

金锦　赵文科　主编

责任编辑　孙志波
装帧设计　韩博玥　张雅娣
出版发行　中医古籍出版社
社　　址　北京东直门内南小街16号（100700）
印　　刷　廊坊市三友印务装订有限公司
开　　本　710×1000　1/16
印　　张　7.75
字　　数　101千字　彩插59幅
版　　次　2014年6月第1版　2014年6月第1次印刷
印　　数　0001～2000册
书　　号　ISBN 978-7-5152-0554-0
定　　价　32.00元

序

　　满族、鄂温克族、布朗族、怒族、傈僳族、佤族、德昂族、阿昌族、哈尼族、仫佬族等10个少数民族传统医药的发掘整理是国家"十一五"科技支撑计划资助项目"民族医药发展关键技术示范研究"课题，也是一项民族医药抢救性发掘整理任务。这项工作，在中国中医药科技开发交流中心的组织指导下和有关民族地区一批专家的努力发掘下，从2008年启动到2011年结题，历时3年终于完成，取得了丰硕的成果。不仅推动了当地的民族医药工作，而且编著出版了这套《民族医药抢救发掘整理丛书》，使无形的文化遗产变成了有形的文本记录。这是我国民族医药事业发展建设的一项重要成果，为我国传统医药非物质文化遗产保存、保护了一份可贵资料。

　　民族文化是民族医药之母。上述10个民族中有8个民族信仰萨满教或原始宗教即自然崇拜、多神崇拜和祖先崇拜，有两个民族信仰南传佛教。他们的宗教信仰影响了他们的世界观、生命观和疾病观，以致传统医药中保留了不少"医巫不分""医巫一体""鬼神作祟""神药两解"的成分或痕迹。这一点，最容易引起现代科学者的反感；有人甚至攻其一点，不及其余，对民族医药采取完全否定的态度。但这正是民族文化难以回避的问题。因为，一方面，任何传统医药都有医巫不分的童年；另一方面，"神药两解"在不断的医疗实践中有了变化，也有了新意，已不是一般的望文生义所能理解和愿意理解的。《黄帝内经》云："拘于鬼神者，不可与言至德。"（见"五脏别论篇"）春秋时代的名医扁鹊说："故病有六不治。骄恣不论于理，一不治也；轻身重财，二不治也；衣食不能适，三不治也；阴阳并，脏气不定，四不治也；形赢不能服药，五不治也；信巫不信医，六不治也。"这第六个不治，与《黄帝内经》"不可与言至德"内外呼应，成为中医脱离"医巫不分"的有力证明。但许多民族医药还没有达到这个程度。纵然如此，民族医药仍不失为伟大医药宝库的重要组成部分。西方无数的政治家、科学家都是有神论者，他们相信上帝、相信真主，经常遇事祷告，按着圣经宣誓，人们习以为常，不以为奇，而唯独中国的一部分科学工作者和管理工作者，高举科学主义的大旗，对民族医药责难有加，苛求无尽，不欲其生。在长期处于发展中的中国，在认知文化多样性的今天，这种狭隘的"科学观"实在令人费解。

从总体上看，《民族医药抢救发掘整理丛书》对每个民族医药的记述包括四个部分：一是本民族的基本情况、文化背景、民间习俗；二是养生观念、起居饮食、病因病原、诊断治疗等传统医药知识；三是草药资源和草药应用；四是医药历史和医林人物。其发掘整理的深度并不一致。有的如满医药、佤医药、哈尼医药过去已有人收集整理，出版过书籍。不过这一次做得更加全面更加系统。《民族医药抢救发掘整理丛书》对民族医药的诊疗、方药的收集最为着力，但正如《阿昌族医药》的编著者所言："这些治疗方法与用药经验以"碎片"的形式高度分散在各个阿昌医的头脑里，以本民族语言流传于民间。"其他民族医药也是大抵如此。特别是时至今日未发掘整理某些民族医药，其丢失衰败的程度已相当不堪。要完整地收拾这一片"原生态"的领域，事实上已经不可能了。身怀绝技的民族民间医生，已如凤毛麟角。所以这一批抢救得来的10种民族医药资料，就显得尤其珍贵。

从20世纪80年代以来，中国进入解放思想、改革开放的新时期。1984年，卫生部和国家民委在呼和浩特市召开了第一届全国民族医药工作会议，提出了继承发展民族医药的全面规划和整理发掘民族医药的具体任务。近30年来，发掘整理基本上接近完成，还有20个少数民族的传统医药尚待发掘，他们主要是人口较少民族。数量虽少，但任务艰巨。因为他们都在边远贫困地区，居住分散，交通不便。但作为兄弟民族的传统文化，乃千百年来群众的创造与积累，源自乡村野老，长于草根之间，我们必须同等对待，同样珍惜。陶弘景曰："或田舍试验之法，或殊域异识之士，如藕皮散血起自庖人，牵牛逐水近出野老；饼店蒜齑，乃是下蛇之药；路边地松，而为金疮所秘。此盖天地间物类，莫不为天地间用。"也正如赵学敏《串雅·自序》所言："谁谓小道不有可观者欤！"因此，面对人口较少民族的民族医药，无论其发掘整理存在多大困难，我希望通过总体安排，精心组织，再来一次抢救性发掘整理，把课补完，以全面完成这项历史任务。

是为序。

国家中医药管理局原副局长

中国民族医药学会名誉会长

诸国本

2012年9月9日

前　言

民族医药是我国少数民族的传统医药，是我国传统医药学的重要组成部分，有着自己独特的医疗特色，也是民族文化的重要内容之一。建国以来，党和政府非常重视民族医药工作，制订了一系列方针政策，扶持发展民族医药，使我国民族医药在发掘整理、推广应用、传承发展等方面取得了很大的成就。

为了进一步加快民族医药的发展，解决影响民族医药发展中的关键技术问题，为民族医药发展提供科技支撑，科技部于2007年启动了国家"十一五"科技支撑计划项目"民族医药发展关键技术示范研究"。"10个尚未发掘整理的民族医药抢救性研究"属于上述项目研究的一个课题，课题编号为2007BAI48B10。研究目标为对于尚未开展发掘整理的傈僳族、布朗族、德昂族、怒族、阿昌族、哈尼族、仫佬族、鄂温克族、满族、佤族等10个民族医药进行抢救性发掘整理；针对我国各民族医药目前处于不同的发展阶段的现状，开展系统的调查研究，形成民族医药发展研究报告，提出民族医药发展对策建议。

"布朗族医药的抢救性发掘整理研究"是"10个尚未发掘整理的民族医药抢救性研究"的子课题之一，子课题编号为2007BAI48B10-02。研究目标为对尚未开展发掘整理的布朗族医药进行抢救性发掘整理，编撰《布朗族医药简介》，对布朗族医药进行原汁原味的保留、保护，为今后开展布朗族医药的深入研究提供科技支撑。这也是国家层面首次组织医药专业技术人员对布朗族医药进行规范性挖掘整理研究。

云南省中医中药研究院为"布朗族医药的抢救性发掘整理研究"子课题的承担单位。2008年以来，在国家、省、州、县、乡等相关机构和人员的指导和协助下，课题组成员深入布朗族聚居区西双版纳州勐海县布朗山布朗族乡，西定巴达乡、临沧市双江县邦丙乡、普洱市澜沧县惠明乡等地区，灵活运用专题座谈、人物访谈、实地调查、问卷调查、表格调查、文献查阅等研究方法，进行了实地调研，行程两万余里，实地走访了百余人次，走访了多个布朗族民间医，对十余位布朗族民间医代表人物进行了专访，首次较为全面地对布朗族民间的诊疗经验进行收集整理。实地调查到布朗族常用药材50余种，收集了多种布朗族医药常用单方、验方。在公开出版物中收集到布朗族药物种类58个，单方、验方、复方共62首。进行了布朗族医药发展历史沿革、常用的医技医法、对于疾病的防治与养生保健的认识、常用的药物和单方、验方、秘方以及文献资料等的发掘整理研究。

通过3年多的抢救性发掘整理工作和研究，初步揭示了布朗族医药的现状和了解了布朗族医药近代的演变过程，基本证实了布朗族历史上确有本民族医药存在。现在的布朗族聚居地区，每个村寨一般有1~2名会本民族医药的民间医，在当地居民的疾病防治、健康保健中发挥着一定的作用。主要治疗常见病，如骨折、跌打损伤、风湿疾病、肝病、妇科、胃痛等。诊治病种涉及内科（扁桃腺炎、哮喘、肾病等）、外科（跌打损伤、关节炎等）、妇科（月经不调、月子病等）、泌尿科（肾结石）、传染性疾病（肝炎和结核等）、风湿病（风湿）、肛肠科（痔疮）、皮肤科（无名肿毒、顽癣等）等方面的疾病。诊治方法多为望、闻、问、切、触。对常见病的传统疗法多为拔罐、刮痧、揪痧、针刺放血、推拿按摩等。用药就地取材，多用草本、木本植物的根、茎、叶、花、果或全草以及动物药入药，特色是主要以新鲜药物为主药，配方药剂多以煮服，间有用酒、水送服。用药具有单味多、复方少的特点，一般分为内服和外用两种。外用法主要有洗、泡、敷患处等。医术简练实用，易在民间推行。

布朗族虽是人口较少民族之一，但也客观存在着具有本民族特点的医药。目前处于抢救发掘整理的起始阶段，非常有必要继续进行系统的抢救性研究。布朗族医药的现状是有本民族的民间医、有本民族的特色诊疗方法和药材、对一些疾病有治疗效果，切切实实地发挥着作用，我们必须承认并尊重它的医疗作用和学术价值，布朗族医药具有深度研究开发的意义。由于布朗族医药同样具家传性、保守性、单传性、口传性、散在性、非系统性、非理论性、有民族语言而无民族文字和文字资料较少等特点，对布朗族医药的现状的调研成为发掘整理的主要方法，应采用更加科学规范的方法进行追踪

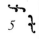

研究。

　　本课题的顺利实施，为今后继续开展布朗族医药的抢救性发掘整理和深入研究提供了坚实的基础和依据，也使我们进一步认识到对布朗族医药继续抢救发掘整理的必要性和迫切性。

目　录

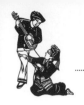

目 录

第一章 布朗族基本情况

第一节 概 况

布朗族是云南省25个世居民族、16个跨境而居的民族、15个特有少数民族、7个人口较少的民族之一，有着悠久的历史和丰富的本民族文化。据2010年全国第六次人口普查数据统计，云南省布朗族人口数约为12万人。主要聚居于滇西南和滇南地区，即：西双版纳傣族自治州、临沧市、普洱市和保山市。其中，西双版纳州4.8万人，主要分布于勐海县和景洪市等地；临沧市4万人，主要分布于双江县、永德县、

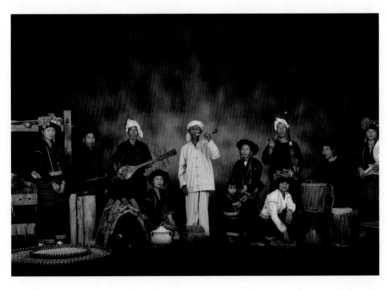

云县和耿马县等地；普洱市1.6万人，主要分布于澜沧县等地；保山市1万人，主要分布于施甸县等地。因此，从人口分布来看，布朗族的主

体人口明显地分为两个部分，主要集中在西双版纳傣族自治州和临沧市。如果以县为基本地域单位划分布朗族人口的分布范围，布朗族共分布在75个县里，其中，1万～5万人的有勐海县和双江县，5000～1万人的有永德、云县、澜沧、施甸等县，1000～5000人的有景洪、耿马等市（县），1000人以下的有65个县。以聚居为主，部分散居或混居构成了布朗族人口分布的总格局。布朗族具有人口面增加、扩散之特性。

第二节　民族的起源与变迁

一、族称族源

布朗族的先民在先秦时期为百濮的一支，汉晋时称"濮"，唐宋时称"朴子蛮"，元明清时称"蒲蛮"。新中国成立前，布朗族有多种称谓，自称因地区而异，有"布朗"、"波朗"、"翁拱"、"蒲满"、"乌"、"阿娃"及"本人"等。他称则因民族而异，有"拿娃"、"蒲蛮"、"阿别"、"卡坡"和"乌"等。根据历史文献记载，永昌一带是古代"濮人"居住的地区，部族众多，分布很广，很早就活动在澜沧江和怒江流域各地。"濮人"中的一支很可能就是现今布朗族的先民。自西汉王朝在云南设置益州郡，下辖惜唐（保山）、不韦（保山以南）等县，濮人活动的地区就纳入了西汉王朝的郡县范围。在西晋时，永昌濮人中的一部分向南迁移到镇康、凤庆、临沧一带。隋唐以后，文献记载有所谓"濮人"、"扑子"、"朴子"、"扑"、"蒲满"、"蒲人"等名称，其分布更为广阔，唐宋时期，"扑人"受南诏、大理政权统治；明朝设顺宁府，以蒲人头人充任土知府。后来原居于云南南部的部分蒲人发展为现在的布朗族。解放后党和政府根据本民族人民的意愿，统称为布朗族。

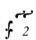

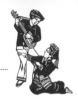

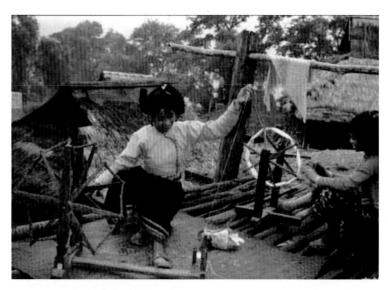

布朗族的先民是濮人的一支（图片来源：互联网）

布朗族有文献可考的历史是从汉代开始的。东汉时期（公元1世纪），在今德宏傣族景颇族自治州和大理白族自治州南部设置博南（今大理白族自治州永平县）、不韦（今保山市施甸县）、嶲唐（今保山市）等县，居住有一种"哀牢"人。而《董难·百濮考》记载，哀牢即永昌的濮人等条资料，从而得出结论说："永昌濮族亦称哀牢。"

古代永昌郡范围内的濮人，由于分布地域广阔，所处的环境不同，其社会发展很不平衡。分布在城镇附近和交通便利的部分濮人，逐渐融合于周围先进民族中，而另一部分自汉代以来很长一段时期仍然处于十分落后的狩猎和采集经济阶段。由于这种狩猎和采集经济的不稳定，濮人的迁徙活动甚为频繁。此外，大民族统治阶级的压迫政策，也引起部分濮人的迁移。

东汉永平十二年（69年），汉皇朝在哀牢区设置了永昌郡，统辖现今的德宏傣族景颇族自治州、临沧市及大理白族自治州南部各县境。其统治和压迫日益加深，引起濮人部落武装反抗。后来昆明人首领卤承率兵为东汉皇朝效劳，打败了濮人，迫使部分濮人南迁。封建统治者还用行政手段强迫另一部分濮人迁移。

到了西晋惠帝元康末期，在所谓"南夷作乱"的相互混战中，永昌濮人又一部分向南移至永寿。

唐代后，布朗族先民——濮（朴）子蛮的分布，"开南、银生、记昌、寻传四处皆有，铁桥西北边延澜沧江亦有部落。"就是说到了唐代，上至今迪庆香格里拉县和维西，下至今西双版纳都有布朗族先民。南诏奴隶制国家，曾经强征其统辖区域内的诸落后部落人民。《蛮书》卷四就描述了当时被南诏驱赶上战场的"扑"人被唐朝军队俘虏后的情况。

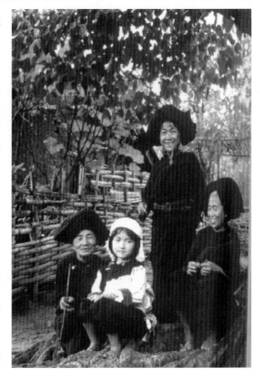

宋代，大理国兴起，基本上继承了南诏时期的统治范围。在今景东、景谷、镇源等地，原是"扑"（布朗）与"和尼"（哈尼）所杂居，后来部分地区曾被"金齿白天"（傣族）占据。

元明时期，布朗族先民主要分布在澜沧江以西，包括顺宁（今凤庆）、永昌以及今西双版纳一带，景东、景谷仍有少数分布。

明代，蒲人的分布与元代基本一致。中央封建皇朝进一步加强了对蒲人地区的统治和联系。明洪武年间复设顺宁土知府，为蒲人的一个主要聚居区。明代中叶以后，在永昌府属境之凤溪、施甸二长官司辖地及西北部的十五喧三十八寨（今保山西北）是"蒲人"的一个聚居区，在永昌南部之右甸亦有"蒲人"居住。

清代，蒲人的分布区域与明代无甚差异，与现在也大体一致。

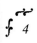

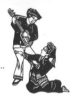

二、历史演进与发展

布朗族的历史上溯到商周时期。从那时起，濮人就一直居住在古永昌郡属地东西宽3000里、南北长4600里的区域内，是云南省最古老的土著民族之一。由于居住区域广阔，各地濮人所处的自然环境和社会环境互相不同，其社会经济的发展程度很不平衡。多数濮人自汉晋以来一直处于狩猎和采集等收入极不稳定的经济社会之中，迁徙较为频繁，加之历代统治阶级的民族压迫政策，也迫使部分濮人不断迁徙。在漫长的历史发展进程中，濮人一直与周围的汉、傣、哈尼等民族杂处而居，各民族之间长期的经济生活交往，使得部分濮人逐渐与周围的民族融合，成为其他民族的一部分。濮人内部亦不断分化，部分分化为当代佤族的先民，部分分化为当代德昂族的先民，只有少部分发展成为现代的布朗族。布朗族的历史，是一部古代濮人不断迁徙、融合和分化的演进史。

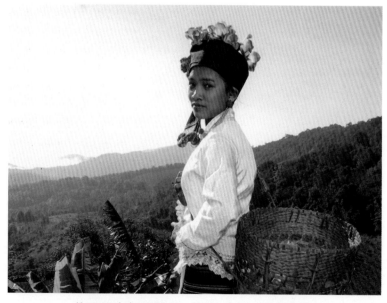

美丽的布朗族姑娘（图片来源：互联网）

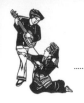

布朗族源流演进表

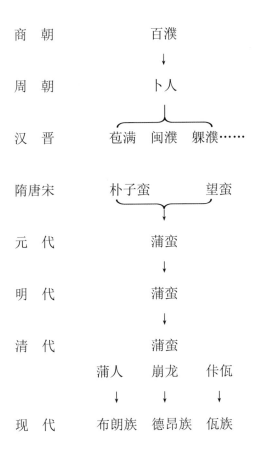

商　朝	百濮		
周　朝	卜人		
汉　晋	苞满　闽濮　躶濮……		
隋唐宋	朴子蛮　　望蛮		
元　代	蒲蛮		
明　代	蒲蛮		
清　代	蒲蛮		
	蒲人	崩龙	佧佤
现　代	布朗族	德昂族	佤族

　　濮人大规模迁徙始于汉代，汉王朝从汉武帝起，就以武力为后盾开始了西南夷地区的开发进程，当时曾"定筰存邛，略斯榆，举苞满"（《史记·司马相如列传》），将一部分濮人地区纳入中央王朝的统治之下。元封二年（前109年），汉王朝发动巴、蜀兵击灭了滇的联盟近亲部落劳浸、靡莫（在云南曲靖市），滇始降附，以其地设置益州郡。随后即向西讨伐各部落，在滇西设置了嶲唐（今云龙县西部至保山北部之地）、不韦（今保山市东部和东北部之地）、比苏（今泸水、云龙二县连接地带）、邪龙（今巍山、南涧、漾濞之地）、云南（今祥云、宾川之地）、楪榆（今大理市、洱源之地）

等六县，属益州郡，涵盖了相当一部分濮人地区。永平十二年（69年），境外哀牢柳貌遣子率领鸠僚、闽濮等族酋长们归附东汉王朝，《后汉书·西南夷·哀牢传》记载："其称邑王者七十七人，户五万一千八百九十，口五十五万三千七百一十一。"同年，东汉王朝即将益州郡西部的嶲唐、不韦、比苏、邪龙、云南、楪榆等六县划出，与新归附的哀牢、鸠僚、闽濮等地区合并，设置了永昌郡。《华阳国志·南中志·永昌郡》记载："其地东西三千里，南北四千六百里……有闽濮、鸠僚、僄越、裸濮、身毒之民。"包括了现今云南省的保山、怒江、德宏、大理等州市在内。至此，濮人所居住的全部区域已完全纳入到中央王朝的版图之内，接受中央王朝的统治。置郡之初，汉王朝闽濮、哀牢、鸠僚等各少数民族尚能和睦相处，哀牢人每年还输布贯头衣二领、盐一斛，"以为长赋，夷俗安之"。但随着中央王朝在永昌郡统治地位的日益巩固，对当地少数民族的压迫也越来越深，人民不堪重负，逐引起了公元76年永昌郡少数民族的武装反抗，杀守令，攻嶲唐，太守王寻被驱逐逃向楪榆。后来东汉王朝调集了上万夷、汉军队前往镇压，哀牢王类牢被杀。这次反抗的失败，迫使部分濮人南迁，造成濮人历史上的首次大规模迁徙。

除战争迫使濮人迁徙外，封建统治者还采取行政手段迫使濮人迁徙，即所谓"广迁蛮濮，国用富强"（《三国志·蜀志·杨戏传》）。建兴三年（225年）"丞相亮（诸葛亮）南征……以凯（吕凯）为云南（郡）太守，伉（王伉）为永昌太守，皆封亭侯，李恢迁濮民数千落于云南、建宁（今滇池地区）界，以实二郡"（《华阳国志·南中志》）。

西晋惠帝末期，由于所谓的"南夷作乱"，战争烽火又迫使永昌濮人的一部分向南迁徙至永寿（今凤庆、镇康、临沧一带）。《华阳国志·南中志》记载："（永昌郡）……永康末，值南夷作乱，闽濮反，乃南移永寿，立郡千里，逐与外隔绝。"

经过汉晋两代的屡次迁徙，濮人内部开始了分化过程，到唐代以后，濮人分化成为朴子蛮和望蛮两支。作为布朗族先民的朴子蛮，此时的分布也由原来的永昌郡扩展至开南（今普洱市和临沧市东部）、银生（今西双版纳州及境外的部分地区）、永昌（今保山市、德宏州东部和临沧市西部）、寻传（澜沧江西岸的云龙县往西经德宏州西部至缅甸克钦邦一带地区）和铁桥西北（今香格里拉、丽江一带地区）等地区。范围包括北至香格里拉、维西，西抵怒江西岸，南达西双版纳的广大地区。

宋元时期，由于傣族先民"金齿白夷"的兴起，居住在开南、威远等地区的布朗族先民（朴人）被迫再次迁徙。据《元史·地理志》记载："南开州……其川分十二甸，昔朴、和泥（哈尼先民）二蛮所居也……至蒙氏（南诏）兴，立银生府，后金齿白夷所陷，移府于威楚（今楚雄），南开逐为生蛮所据。"又说："威远州在南开州西南，其川有六，昔朴、和泥二蛮所居，至蒙氏兴，开威楚为郡，而州境始通，其后金齿白夷蛮酋阿只步等夺其地。"这些记载说明，在南诏、大理时代，开南、威远等地为朴人与和泥杂居，后由于金齿白夷的兴起，其地被夺，迫使居住在这一地区的朴人不得不离乡他去。

明代以后，布朗族先民（蒲蛮、蒲人）的分布区域已基本定型，据景泰《云南图经志书》顺宁府（今凤庆）条记载："境内多蒲蛮，男子椎髻跣足，妇女绾髻于脑后。"同书永昌府条又载："蒲蛮，一名蒲子蛮，其衣食好尚与顺宁者同。"此外，右甸（今昌宁县）、景东等地亦有分布。

清代蒲人的分布区域与明代没有什么区别，但其史籍对当时蒲人生活习俗和居住地域的记载则更为详尽。康熙《永昌府志》卷二十四"种人"载："蒲人，即古百濮。……本在永昌西南徼外，讹濮为蒲。有因以其名其地者，若蒲缥、蒲甘之类是也……男裹红布于头，腰系青绿小绦绳，多为贵，贱者则无，衣花套长衣，膝下系黑藤。妇女挽髻脑后，戴有绿珠，以花衣围腰为裙，上系海贝十数圈，系沙罗布于肩上，永昌凤溪、施甸及十五宣三十八寨皆其种。勤耕种，徒跣

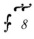

登山，疾逾飞鸟，今渐弱而贫。有流入新兴、绿丰、阿迷、镇南与景东、蒙自、开化十八寨者，其形质妆束各殊。"

雍正《顺宁府志》卷九载："（蒲蛮）男女色黑……穿麻布衣，女子用青布裹头，戴捧帽，耳带大银环或铜圈。方音味嘀，不解汉语。……无祝寿礼，彼云记死不记生，故问之白发，年岁率多不知，惟记忆某年见某事……则他人可得而逆数之矣。恒居，刀耕火种，好渔猎，住山寨茅屋中。"

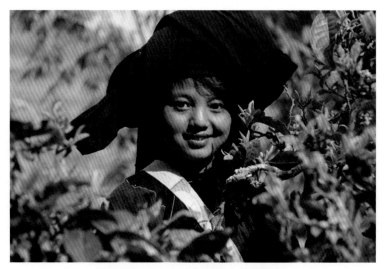

布朗族少女（图片来源：互联网）

雍正《顺宁府志》卷九载："（蒲蛮）男女体貌深黑。居深山，衣服婚丧如白罗罗（今彝族一支）。女织棉布，惟沿江一带有此种。"

道光《云南通志》卷十八载："蒲蛮，又名蒲人，宁洱、普洱（包括西双版纳）、威远（今景谷）有之。……男穿青蓝布短衣裤，女穿麻布短衣，蓝布桶裙，腰系布带，以水蚌壳钉其上，名为海弝。散处山林，居有定址，若易置他处，即不能居。常耕种为业，剥蕉心煮食以当菜蔬。"

道光《云南通志》中对当时蒲人的分布区域有着明确的记载："蒲人，即蒲蛮。今顺宁、澄江、镇沅、宁洱、楚雄、永昌、景东七府有此种。"

从以上文献中可以看出，清代蒲人的分布已经和现在大体一致。所不同的只是经过数百年的发展变化，又有一部分濮人从中分化出去，发展成为今天的德昂族。还有一部分濮人则在与其他民族的杂居共处中，逐渐为其他民族所同化。所以，今天布朗族的分布区域比之清代而言，范围反而缩小了。

布朗族与其他民族相互融合的历史可以上溯至明代，当时居住在永昌、顺宁等地的蒲人，因与汉族杂居而处，其社会经济文化水平迅速提高，特别是那些住在平坝或近城而居的蒲人，其经济文化已经与当地的汉族相近，他们"咸慕汉俗，而吉凶之礼，多变其旧"，开始了"男耕女织，渐习文字"（万历《云南通志》卷二《永昌府》）的新生活，汉化倾向十分明显。到万历年末，永昌一带的蒲人已经"知汉语，通贸易"，而且"今渐弱而贫也"（《滇略》卷九）。

从明代至清代数百年间，永昌、顺宁（包括云县）一带的蒲人一直处于不断与汉民族融合的过程中，这种民族间相互融合痕迹至今仍能分辨出来。现居住在保山、施甸等地的不少汉族就是从蒲人中融合而来的，至今当地仍有"将蒲满（布朗）、李罗罗（彝族）、真本人（布朗）、阿家多"和"花蒲满、齐阿昌、茶罗罗，欧僳僳"的说法。在他们的一些家谱或祖先牌联中亦能看到"蒲蛮古族汉化久"的记载。到1950年时，居住在这些地区的蒲人已大部分融合到汉民族中去，尚存的一部分蒲人也已经是："数百年来，逐渐汉化，已无显然之特征矣。"（《云县志》卷四蒲蛮篇）

除了与汉族相融合外，在其他一些地区，还有一部分蒲人在长期与傣、彝、哈尼等民族交往中，逐渐受其经济文化的影响，融合到这些民族中去，成了其他民族中的一员。如普洱市有一种被称为"哈傣"的傣族，就是从蒲人中融合而来，他们至今还保留一些蒲人的特点，称谓也有别于其他傣族。

在布朗族不断与其他民族融合的同时，亦有一部分人从其他民族

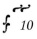

中分离出来，融合到布朗族中来，如临沧、普洱等地的布朗族中，就有不少是从汉、佤等民族中融合过来的。但总体来看，融合于其他民族中的布朗族人数要远远多于从其他民族中融合而来的布朗族人数。

第三节 社会经济发展状况

一、社会发展状况

历史上，布朗族从未建立过自己的民族政权，因而其社会政治制度也一直为其他统治民族的社会政治制度所左右，但由于布朗族居住在山区，交通闭塞、生产水平低等因素，统治民族的社会政治制度还没有能够完全替代布朗族原有的社会组织。

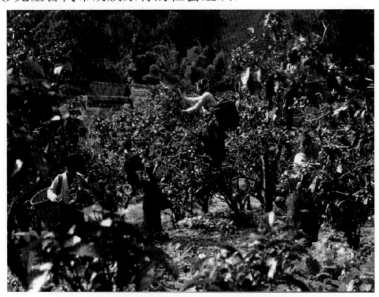

采茶忙（图片来源：人民图片网）

解放前，布朗族的社会经济发展缓慢，西双版纳和澜沧的布朗族尚处于原始社会末期向阶级社会过渡的农村公社阶段，保山、临沧、普洱的布朗族已进入地主经济阶段，受制于汉族地主。

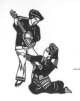

布朗族的农村公社作为布朗族的基本社会组织，发挥着极其重要的职能。布朗族的农村公社既是一个经济的共同体又是一个政治的共同体。每个村社在经济上和政治上自成一个独立单位，而互不统属。村社内部由一个至十余个氏族或派生氏族所组成，其规模最大者300余户，小者10余户，一般都是100户左右。布朗族村社头人是村社内外事务的领导者，也是集体的代表，有较浓烈的原始民主性质。西双版纳布朗族村社的议会制度有两种——"抛马根"和"拔霍抛木"。属于头人自己召开的会议，称为"抛马根"，意思是"爹妈会"。村社中如有重大事情，必须召开头人议事会，由头人议事会决定，会议除了头人参加外，还吸收各家族长参加。属于头人召集全村社成员的大会称为"拔霍抛木"。

西双版纳布朗族直至解放前夕，在政治上一直隶属于傣族封建领主制。布朗族村社的大头人都必须由傣族的最大领主"召片领"加封。因此"拔霍抛木"已经流于形式，村社的一切事务皆由头人"抛马根"会议决定。

布朗族历史上没有成文法，只有习惯法。代代相传的习惯法起着安定社会、维护团结的作用，若有人违反法规，村社必按习惯法进行严惩。布朗族的习惯法主要涉及纠纷处理、近亲通婚的处理、不正当性行为和非婚生子的处理、离婚的处理、分家的处理、偷盗的处理、违教的处理等方面。当然，随着布朗族社会的发展，习惯法也有了不少变化。解放前的傣族封建制渗入后，布朗族原有的习惯法大部分为傣族封建性的法规所代替。

1950年中国人民解放军解放布朗族地区后，为发展社会经济、文化，派遣了大批工作干部到布朗族地区开展各项工作。根据布朗族地区社会发展不平衡的特点，采取了不同的方针政策。1952年以后在云县、镇康、双江、景东、墨江等地先后实行了土地改革，相继引导群众走上互助合作的道路；在西双版纳和澜沧糯福等社会发展较落后的布朗族山区，则不经过土地改革阶段，而采取组织互助合作社直接向

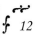

社会主义过渡的方针。到1958年，各地都先后实现了合作化，随即实现了人民公社化。随着社会的发展进步，布朗族民族自治制度也相应建立。在西双版纳傣族自治州成立后，相继在境内布朗族集中的西定地区和布朗山区，成立了西定和布朗山两个布朗族自治区，作为自治州下一级人民政府的行政机关，其政府组成人员主要是布朗族，以确保布朗族能真正行使自治权利。1987年区改乡后，布朗山区亦改为布朗山布朗族乡。同时，还在布朗族较为集中的巴达、勐岗、勐满等区，与其他民族共同成立了3个民族乡。1988年上半年，在云县、施甸等县布朗族较为集中的地区又相继成立了4个民族乡，民族乡总数达到8个。1985年12月30日，成立了双江拉祜族佤族布朗族自治县，布朗族成为自治县的自治民族之一。

随着党和国家对少数民族地区工作的高度重视，布朗族地区也与其他各民族地区一样迎来了民主发展的春天。

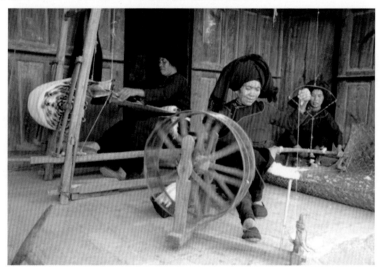

双江布朗族（图片来源：云南旅游线路网）

二、经济发展状况

早年布朗族聚集的地方工业文明是一张白纸。从许多文物和史籍中我们得以了解到布朗族先民远在青铜器时期就已经掌握了冶铜和制作青铜器的技术，然而因为民族战争和掠夺和压迫，他们远避深山，一代一代苟延于蛮荒之地。至建国前，只有少数地方能打铁、加工粗糙的银器、纺织土布、染布、烤酒等，且都不是专业的，不能从农业中分离出来。因此布朗族经济以农业为主，但各地发展不平衡。

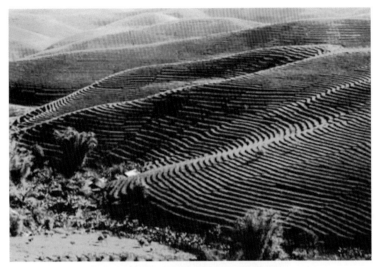

布朗山茶园（图片来源：互联网）

解放前，布朗族的农业生产力水平较低，处于"刀耕火种"的原始农业阶段，农业生产具有砍倒烧光、轮歇抛荒、广种薄收的特点。耕地绝大部分是山地，只有极少量的水田。山地都实行轮歇耕种，一般每连续耕种一到三年后即抛荒七八年，甚至十多年，待草多林茂后，再放火烧山进行耕种。如勐海县巴达区曼瓦寨的耕地分为7大片，分7年轮作；打洛区曼散寨旱谷地共计有15块，每年砍烧耕种一块；另有棉花地8块，每两年砍烧种植一块，即第一年种棉花，第二年种旱稻，第三年开始休闲。这一带地区布朗族的农业生产工具比较原始和简陋，以竹木器或小型铁质农具为主。这一地区主要耕作旱谷地，农作物主要是旱稻，其次是玉米、黄豆，近代以来部分村寨亦会种植棉花、茶、花生等作物，旱谷地上普遍间种芝麻、冬瓜、南瓜和辣椒。劳动组织和劳动力的使用，基本上是以家族内部个体家庭为单位进行的。每个个体家庭除耕种自己的私有地外，还有使用村社公地、家族地的权利。在整个生产过程中，还保留着一些集体生产劳动的形式。由于布朗族在山地上运用原始的生产工具和粗放落后的生产技术进行生产，劳动力的利用率低，因此，人们劳动产品收获的多寡往往决定于当年的自然条件。若遇到肥沃的土地，又无自然灾害，农作物产量就高一些；反之，若遇到贫瘠的土地，又遭受自然灾害，农作物产量就很低。因此，解放前布朗族群众缺粮情况很严重。

1950年后，党和政府扶持布朗族人民发展农业生产，发放了大量的生产工具，如砍刀、锄头、镰刀等，并帮助改进落后的生产方式，革新耕作技术、开垦水田、固定耕地，从而增加了种植面积，提高了单产，使粮食产量大幅度上升。"十一届三中全会"以来，布朗族地区掀起了推广运用农业科技的高潮，大力开展科学种田。例如，不断更新品种，推广杂交品种，实行拉线条栽、双行条播、合理密植、地膜覆盖、营养袋假植等等，使布朗族的农业生产获得了很大发展。

在发展粮食生产的同时，布朗族地区还大力发展经济作物。布朗山有悠久的种茶历史，也有大片适宜于发展茶园的荒山荒地。茶叶也是布朗族的经济支柱。布朗族茶叶的加工一直延续着手工制作的方法。建国后的20世纪50年代开始，国家推广机械加工工艺，很多茶区兴办茶叶初制所。大部分农村山区以村或社为单位，均有自己的初制所。土地承包后大部分集体性质的初制所解体，一些个体户兴办的茶叶初制所应运而生。依据资源条件，这些初制所逐步走上了小型精致茶厂的发展道路。

除发展茶叶生产外，还根据布朗山的自然条件，积极扶持群众发展紫胶、南药、水果、藤蔑、蔗糖等亚热带经济作物。双江坝地处热区，适于种植甘蔗。双江县红糖厂从1961年建厂，规模不断扩大，为当地经济发展做出了重要贡献。

农业生产的发展和初步兴起的多种经营，使布朗族群众的生活越来越好。

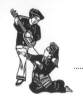

第四节 自然环境及资源

一、自然环境

布朗族主要居住的澜沧江和怒江中下游两侧海拔高度在1500～2300米之间的半山区，绝大多数分布在北纬25°以南地区。布朗族多数居住地地形复杂，山高谷深，海拔高差悬殊很大。其中双江境内，山区面积为2083.64平方公里，占全县总面积96.24%。主要山脉有马鞍山、四排山等，属怒山山系邦马山脉的主要分支。大雪山为境内最高峰，海拔3233米，东南的双江渡口为最低点，海拔670米，高差为2563米。勐海县布朗山总面积为1016.34平方公里。北部的三剁峰和三剁山的海拔在2000米左右，西南部海拔最底低点仅有533米，南北相对高差达1400多米。巴达山面积为316.21平方公里，小黑江是境内最高点，海拔为2249米，最低点在西南部的南览河岸边，海拔为668米。

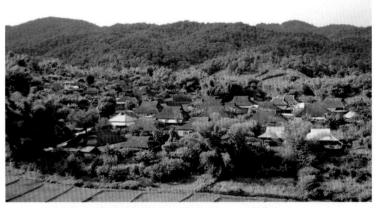

布朗山新曼峨寨（图片来源：互联网）

因受印度洋暖湿气流和西南季风影响，气候随地势高低呈垂直变化，境内寒、温、热三气候同时具备，而在同一地区高山河谷之间又形成独特的"立体气候"。冬天最低气温3～4℃，夏季最高可达

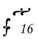

30℃，年平均气温在19～22℃之间。夏季（5～10月）为雨季，雨量充沛，空气湿度大，冬春（11月～次年4月）为旱季，少雨多雾，故有"冬无严寒，夏无酷暑，干湿分明，时空不均""一山分四季，十里不同天"的立体气候。

二、自然资源

布朗族地区独特的自然环境，为动植物提供了良好的栖息、生长条件。这里地表资源和地下资源极其丰富。在浓密的原始深林里，

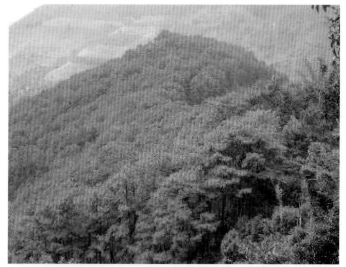

双江茂密的丛林植被（图片来源：互联网）

生长着云南杉、云杉、松、柏、楠木、锥栗树、椿树、栎树、红毛树、马登树、香樟树、桉树等优质木材，还有紫胶寄生植物、橡胶、油桐、棕、核桃、板栗、各种竹类、大叶种茶（普洱茶）、柑橘等经济林木。其中，西双版纳的普洱茶闻名于世。早在清代，普洱茶便是云南珍贵的贡品，为当时驰名国内的珍贵饮料。到清代晚期，普洱茶已成为士庶人家普遍饮用之物。

布朗族主要从事山地农业，粮食作物以旱稻（陆稻）、水稻、玉米、小麦为主，豆类、杂粮（荞、高粱、小米、洋芋、芋头等）次之；经济作物有甘蔗、花生、芝麻、葵花、油菜、辣椒、棉花、生姜、席草、烟叶、麻类及其各种蔬菜；食用菌有茯苓、雷九菌、灵芝菌、银耳、黑木耳、蘑菇等；盛产野三七、龙胆草、贝母、麝香、鹿

茸、防风、木蝴蝶、樟脑、美登木、金鸡纳霜、石斛、苏木、甲片、山乌龟、肉桂、何首乌、灵芝、三棵针、仙鹤草、茯苓等珍贵药用植物；药材香料植物有胡椒、砂仁、草果等。

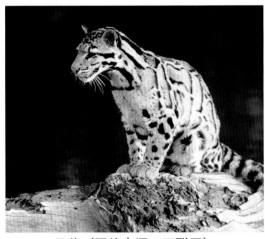

云豹（图片来源：互联网）

由于布朗族地区雨量充沛，气候温热，各种适于热带、亚热带、温带种植的水果极其丰富，如芒果、菠萝蜜、香蕉、芭蕉、绣球果、柑橘、香瓜、番石榴、番木瓜、荔枝、羊奶果、桃、李、梅、梨、柿子、山楂、花红、枇杷、樱桃、木瓜等，此外，还有橄榄、杉依、鸡素子果等野生水果。

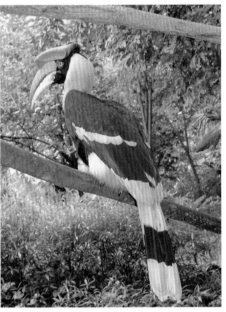

犀鸟（图片来源：互联网）

山里栖息着珍禽异兽，野生动物主要有野象、野牛、野猪、虎、金钱豹、云豹、绿孔雀、白鹇、原鸡、白腹锦鸡、红腹锦鸡、穿山甲、犀鸟、鹦鹉、蟒蛇、眼镜蛇、猿猴、蜂猴（懒猴）、马鹿、水鹿、麂子、飞貂等。一些珍禽异兽受到了国家保护，列入国家二类保护动物的有云南虎、绿孔雀，三类保护动物有白鹇、原鸡、白腹锦鸡、红腹锦鸡。属于云南省一类保护动物的有蜂猴、金钱豹、云豹、犀鸟，二类保护动物有穿山甲。饲养动物有猪、牛、马、骡、驴、羊、鸡、鸭、鹅等。此外，在众多的河流中，生长着青鱼、鲫鱼、鲤鱼、草鱼、鳝鱼、泥鳅、白鲢鱼、罗非鱼等。布朗族山区的地下还蕴藏着丰富的矿产资源，如金、银、铜、铁、煤、锑、铅、铀、锌、锡、钨、水晶、石棉、硫黄、云母等。

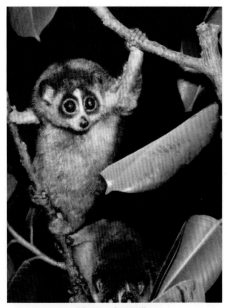

蜂猴（懒猴）
（图片来源：互联网）

第五节　语言文字

布朗族无本民族文字，但长期受傣、汉两个民族的影响，居住在西双版纳州、普洱市、临沧市的布朗族男子皆通晓傣文；靠近内地的永昌、凤溪、施甸、顺宁等地的布朗族先民，早在元明时期就已"通晓汉语""渐习文字"（万历《云南志》卷四顺宁府）。所以，大多数布朗族能基本掌握和使用附近民族的语言和文字，尤以傣语和汉语居多，有的还能操其他少数民族语言，如佤语、拉祜语、哈尼语等，出现了语言兼用和语言转用现象。

布朗语属南亚语系孟高棉语族（MonKhmer）佤德昂语支，它与同语支的佤语、德昂语、克木语等为亲属语言，使用人口近38万。同语族的各语言在语音、词汇、语法等方面有着许多共同的特征。布朗语分为布朗与阿尔佤两大方言。布朗方言分布在云南省西双版纳傣族自治州勐海县的布朗山布朗族乡、巴达乡、西定乡、勐岗乡、打洛镇和景洪市的大勐弄乡等地，使用人口近3万人。阿尔佤方言分布在西双版纳傣族自治州勐海县的勐满乡，普洱市的澜沧，临沧市的双江、耿马、永德，保山市的施甸、昌宁等地。操这种方言的人口约有4万人。时至今日，两种方言仍没有形成统一的共同语，词汇总是以方言词汇的形式存在着，方言土语之间的通话有困难。语法方面，两个方言大同小异，语序基本一致。

由于受小乘佛教的影响，分布在西双版纳等地的布朗族使用西双版纳古傣文"多塔"，即傣仿文，同当地傣族使用的文字一致；分布在临沧等地的布朗族，民间普遍使用"多列"文，即傣纳文，与当地傣族原用的文字相同，但在佛寺里仍使用西双版纳傣仿文。如在双江县，同时使用傣纳文和傣仿文，只是使用的场合有所区别。虽然布朗族男子都能使用傣文，但精通者为数不多，大多数只能达到一般水平。傣文多用来记录佛教经典、本民族重大事件、民间记事、书信往来等。在滇西接近汉族地区的布

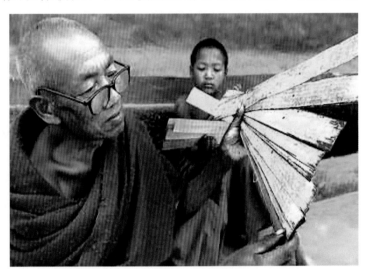

熟知经文的布朗族僧人（图片来源：互联网）

朗族，自元明以来，已开始接触和学习汉文。解放后，在布朗族聚居的地区办起了小学，学校采用汉文进行教学，于是，布朗族儿童开始进入学校学习汉文；大部分农村地区的布朗族使用汉文或傣文进行扫盲；在有的地区，布朗族儿童虽然在学校初步掌握了一些汉字，但由于小学教育巩固率低以及受传统文化的影响，这些辍学的男童多入寺为僧学习傣文。因此，大多数布朗族青少年实际掌握和运用汉文的能力极其有限。如今，随着布朗族地区社会经济和文化教育事业的不断发展和进步，汉文已成为绝大多数布朗族所共同使用的文字。使用汉文已成为一种趋势，这是社会的需要，同时也是布朗族对外交往的重要手段。

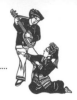

第六节　民俗文化

布朗族分布在不同的区域，长期以来，他们与傣、汉、佤、彝等民族交错杂居，其风俗习惯除仍保持本民族的特点外，或多或少地还受到这些相邻民族的影响。

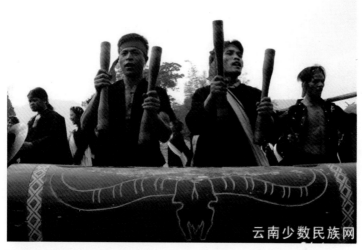

独具特色的双江布朗族文化（图片来源：云南少数民族网）

一、传统节日

布朗族的许多传统节日大都与宗教活动有关。其中最具特色的节祭日有：春节、跳会、泼水节、端阳月、火把节、关门节、开门节、山抗节、年节、洗牛脚等。每个节日的形成都有其特定的时代背景和历史意义，传统节日的纪念、娱乐活动多为群众自发活动，各个地方过节的时间不一，节日的活动形式和内容也不尽相同，很大程度上是一种随意性的活动。

（一）春节

在每年傣历六月举行，为时三日。第一天准备糯米粉等节日货物；第二天杀猪宰牛、互赠糯米粑粑，到缅寺赕佛，年轻人敲象脚鼓、击锣、唱歌跳舞、打布朗球；第三天到缅寺听佛爷诵经、滴水。居住内地的布朗族人过春节时，有的地方初一凌晨要去山泉"抢新水"，期盼全年吉祥。还有的地方，初一妇女和小孩不能出门，男

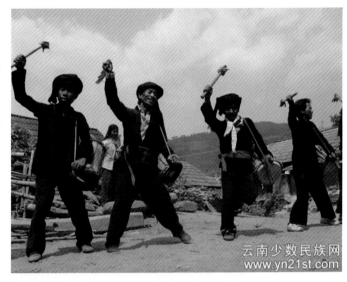

子集体前往山上打猎；初二到山林先祭山神土地，后到龙潭祭祀龙王，祈求风调雨顺；初三和初五，每日要祭祖先，互相拜年，有条件的村寨还举行唱歌活动。

（二）跳会

布朗族庆贺"观音老母"的盛大节日，每年农历二月十六、十七两日举行。村寨头人要筹办素菜送到德斋寺献给佛祖老爷、观音老母。在寺前点香烧纸，次日带领全村老幼抬着三把用竹篾条扎成圆状的幡幔纸伞，青年击鼓敲锣，前往德斋寺祭佛祖。

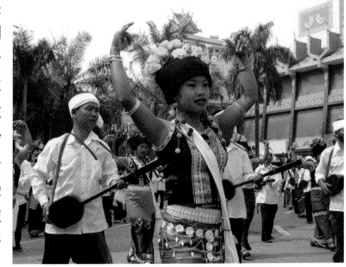

版纳布族节庆活动（图片来源：互联网）

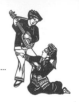

（三）泼水节

泼水节是布朗族的盛大节日，每年三月清明节后七天举行。泼水节期间，全村寨青少年男女拿着竹盒、小竹篮前往河中捞沙，背回缅寺，在缅寺广场前堆沙祭佛。次日中午，全村老幼皆着新装，手持锥栗花、椿木树枝、齐集村头，青年击鼓列队前往缅寺，并把花朵、树条插于沙堆上，每天插花三至五次，夜间青年男女尽情欢唱，热闹非凡。

（四）端阳月

居住在平坝的布朗族人过端阳节，举行"洗牛脚"仪式。"洗牛脚"是在端阳节前晚，每家将红纸裹于香烛，插于厅堂前，到端阳节这天，头人和村老共牵一只羊，手拿杨柳、桃枝、黄泡树枝扎成一束，遍走各家门前，插一面红纸旗幡，用树枝扫一下门庭，祝主人平安。主人事先准备一瓢冷水，泼在两人的雨帽和蓑衣上，表示已洗

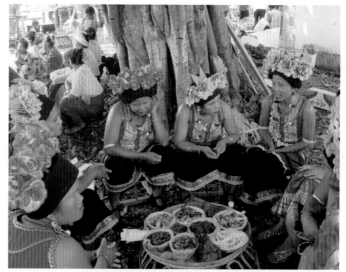

节日欢聚（图片来源：互联网）

去牛足迹。中午，便将羊牵到树下杀之，每户家长带些米，煮羊肉稀饭，祈求全寨平安。

（五）关门节

每年傣历9月15日的这一天，布朗族全寨赕佛，到缅寺听经、滴水。年满40岁以上男女中老年人要住缅寺，全寨停止生产一天；晚上，青年击鼓跳舞。三天后，将缅寺大门关门三个月，僧侣日夜诵经，禁出寺院。

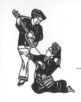

（六）开门节

每年傣历12月15日，全寨信徒带贡品前往缅寺施舍功德。男女老人进住缅寺，听佛爷诵经，三日后返家，全村停止生产三天。晚上，寨民们尽情欢歌起舞。三天后，始将缅寺大门打开，僧侣可以出门、串寨。

普洱市澜沧县惠民乡布朗族的开门节、关门节和祭茶祖节，在节庆活动开始时，要取宋拜、布拉、管底三味草药煮水后，待冷，将药水洒向每位参加活动的人员身上，有祛病、除邪、保平安、求健康之说。

（七）年节

在农历清明后十日左右，家家都要杀年猪，全寨要宰牛，妇女们做糯米粑粑；年节的当天，晚辈都必须向家族长拜年，并准备两份糯米粑粑用芭蕉叶包好，每份上面放一对蜡烛、两朵鲜花，其中一份糯米粑粑供奉给祖宗，另一份献给家族长；有的布朗族在年节时，要到佛寺前的菩提树下堆沙、种花，向佛爷献米花、糯米糕、芭蕉等食品。

（八）山抗节

男女青年都要向老人赠送食品，以感谢老人的养育之恩。所献的食品除粑粑、芭蕉外，还要有精心采集和制作的春茶。节日期间家家都要做一些拿手好菜，集中在一起，大家共同吃团圆饭。团圆饭有凉粉、豆腐及各种山珍、野味。规模盛大的团圆饭有时各种菜肴达三十余种。

二、传统习俗

布朗族有制茶、品茶，以茶入食的习惯古老食俗。土法制茶主要有三种制法：散茶，将采来的鲜茶叶放在锅内炒或煮，待基本变色后，取出倒在竹席上揉，揉好后放在蔑笆上晒干即成。竹筒茶，傣历

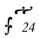

6、7月将嫩茶尖炒好，趁热塞入竹筒中，然后放在火塘边烤，待竹筒的烤焦后，便可砍破竹筒食用。酸茶，布朗语叫"勉"，制酸茶时间在傣历7、8月，将摘来的鲜茶叶煮熟，放在暗处10多天，让

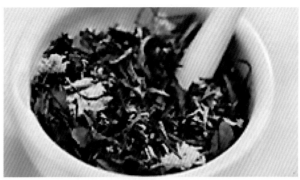

酸茶（图片来源：互联网）

其发酸，然后再装入竹筒埋入土中，经一月即可取出食用。前两种茶叶主要用来出售，酸茶则主要用于自食或当作馈赠礼物。品茶有烤茶和泡茶两种方式。烤茶是将茶叶撒入特制的茶罐中，一同放在火塘上边烤烘，当茶叶冒出扑鼻的香气时立刻注入滚烫的开水。烤茶浓郁香醇，为布朗

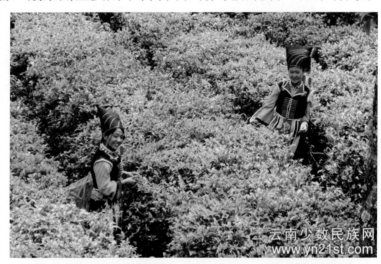

施甸摆榔布朗采茶姑娘（图片来源：云南少数民族网）

人待客上品。布朗人从老到小皆有嚼食酸茶的习惯，据说这样能生津止渴，而且有助于肠胃的消化。布朗族历史上有以茶入食的习惯，其中嫩茶拌豆腐为一道地道吃法，即将刚刚从树上采下的鲜嫩茶叶和着腌豆腐搅拌及食，食之苦中带辣，而后是浓浓的回甜味，满口清爽。

除了嚼茶，布朗族还有嚼烟的嗜好。嚼烟的方法是将槟榔叶包上少许的草烟丝，再加入沙基、芦子、槟榔果、红石灰等一块放进口中慢嚼，每次可嚼20多分钟，吐出的烟渣呈紫红色。布朗人嚼烟日久，

连牙齿都被染成黑色。槟榔果属凉性，有防虫护齿之功效。布朗人抽烟、嚼烟不分男女老少，男人喜欢强烈、辛辣的刺激烟味，妇女则常叼一根长杆烟锅，抽吸味软清淡的烟丝。

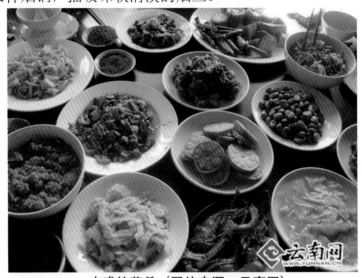

丰盛的菜肴（图片来源：云南网）

布朗族有采集各种可食的野薯、野菜、竹笋和菌类植物的习惯。据布朗山的统计，当地布朗族采集的野菜多达40余种，如："横丕"是野生块根植物，四季可挖，煮熟后可当饭吃。"冬"也是野生块根植物，3月份可挖，吃时将块根切细，舂之，再洗净蒸吃。"德鲁"和"豆角花儿"是长在山中的野菜，3、4月间可采其嫩叶煮吃。芭蕉花四季可采，将其花浸泡数日，祛其涩味，即可煮吃。芭蕉心是将其杆芯煮熟后舂细吃或生吃。"塔仑"即山中蘑菇，可煮吃或剁细生吃。"格格老"是水蔗菜，煮吃或生剁着吃。"色敢"是一种带辣味的藤子，煮熟后掺入米粉，加盐吃。"马袜"是一种木本植物，8、9月份果成熟，可以生吃，也可以采生果煮熟后当饭吃。"嫩"是木本野生植物，3、4月间采集，剥皮捣碎，洗净后掺饭煮吃。"阿榜"是野生竹笋，春秋两季待嫩笋发芽时，便砍下嫩笋，剥去笋壳，可以炒吃，也可以切成笋丝或笋片，晒干后储存起来，还可以腌成酸笋，酸笋是布朗族的待客佳肴。居住在双江、墨江等地的布朗族也经常采集毛

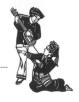

薯、白毛豆、野百合、鱼皇菜等炒吃或煮吃。

布朗族有饮酒的习惯，能酿制烧酒、米酒、水酒等。烧酒即白酒，以玉米、高粱为原料，煮熟，放于蔑笆上晾干，拌以药酒，闷于篮中，密封半月，使其发酵，即可烤酒；米酒用糯米为原料，将糯米煮熟后舀出，晾干，拌以药酒，再放入罐中密封数日，即可

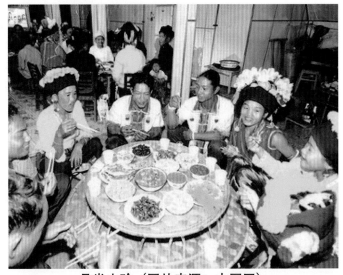

品尝山珍（图片来源：中国网）

酿出米酒；水酒是用小红米、玉米或高粱，并掺些荞子、麦子在能内蒸熟，舀出晒干，拌上自制的药酒，放人罐中发酵，经15～20天后取出掺水过滤，澄清即可饮用。

布朗人爱吃生食和酸食。将生牛肉、生鱼肉或生马鹿肉剁成肉酱，佐之以香菜、大蒜和精盐，来招待远方贵宾。酸笋、酸鱼、酸猪肉清香可口，亦是布朗人常吃的食品，吃酸食有助于消化。外出渔猎，布朗兄弟会烹调一"锅"别具一格的卵石鲜鱼汤。他们在沙滩上挖一个坑，铺上几层芭蕉叶子，先倒进清水与活鱼，接着投入一颗颗烤热、烧红的石子，水沸腾将鱼煮熟，最后撒上盐巴。这种鱼汤味美甘甜，散发着烧石子的干香和芭蕉叶的清香，有益于滋养身体。普洱市境内的布朗族喜食鸡肉稀饭、田鼠稀饭和狗肉稀饭，尤其是田鼠稀饭最为珍贵，常用于招待客人。

布朗族有从妻而居的习惯。一对夫妻一般都要举行两次婚礼，所以要摆两次婚宴。第一次婚礼是新郎到新娘家同居，由新娘家举办酒席，宴请亲友。婚宴前，要将猪肉切成小块，用竹篾串起烘烤，

每户分送一串，表示"骨肉布亲"；同时还要将猪肝剁碎与糯米一起煮成猪肝饭，请寨子里孩子，表示婚后及早生子，然后再办酒席。待生儿育女后，新郎家要重择吉期举行第二次婚礼，由新郎家置办

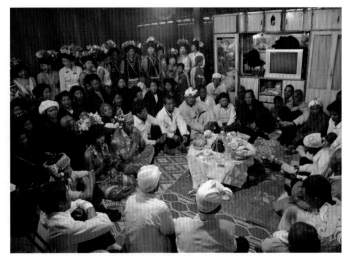

布朗族婚礼（图片来源：许云华）

酒席，宴请宾客，而且规模比第一次要大，酒席上的菜肴一定要成双。以表示对新郎、新娘的祝福。

三、服饰特点

明清时期布朗族的服饰制作较简单、粗犷。明朝时男子服饰"无襟裤领缘"，清朝以后衣、裤开始分件。妇女的服饰也由明朝的"如僧人袭装之状"发展为衣、裙分件。服饰面料多为麻布或棉布。饰品有海贝、铜镯、铜圈或大银环、骨替等。从服饰缝合处是镶有红黑丝线还是黑白线，或是否腰系青绿小绦绳上，即可判别其身份地位的贫富贵贱。布朗族先民"男女皆束发为髻"，用"青布裹头"，妇女"手带铜钏，耳有重环"或"手带铜镯，耳环铜圈"，"男穿青蓝布

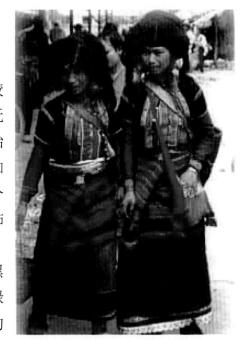

短衣裤，女穿麻布短衣，蓝
布桶裙"等古老的衣着装扮特
点，到了今天，仍然在布朗族
老人中保留着。

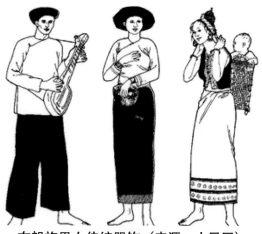

布朗族男女传统服饰（来源：人民网）

　　布朗族的服饰上的色彩非
常偏爱黑色，除了自身肤质色
黑的缘故外，尚黑这一特征还
与布朗族的人类起源神话传
说、图腾崇拜、社会习俗等有
着直接的关系。在以黑为美这
一观念的影响和支配下，颜色除了表
现在服饰上外，还拓宽到人们的生活
习俗—成年礼俗和嚼槟榔中。布朗族
男女到了十五六岁通常要举行"成年
礼"——即用黑烟互相染齿，染黑后，
才取得婚恋的权利。布朗族女子喜嚼槟
榔来染黑自己的牙齿，她们认为黑色漂
亮。这样的装饰风格是布朗族尚美的一
种表现形式，黑色无疑是一种健康美丽
的标志。

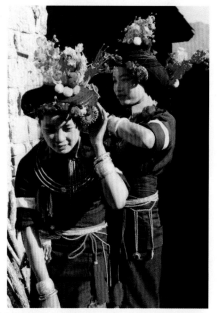

　　四、漆齿习俗

布朗族服饰（图片来源：互动百科网）

　　"漆齿"是布朗族青少年步入成年，开始踏入社会，参加社交活
动的象征。过去，布朗族青少年的社交和恋爱十分自由。他们受到社
会舆论的积极支持，父母也非常关心他们的成长和婚事。一般男孩
子长到9岁以后，父母便把他送到缅寺当一段时间的"帕囡"（小和
尚）。五六年后还俗。到十四五岁时，父母便给他准备一个挂包（统

帕）、一把长刀、一床毯子。家庭富裕者还给他一个银盒或铜盒，小盒内装上烟丝、槟榔叶、石灰浆，供嚼槟榔时掺用。孩子的装束也有了变化，头顶蓄发，常穿新衣，用白布绑腿。　现代布朗族年轻人不再把牙染黑，但尚有黑色传统保留，以黑色为主的民族服装就是证明。

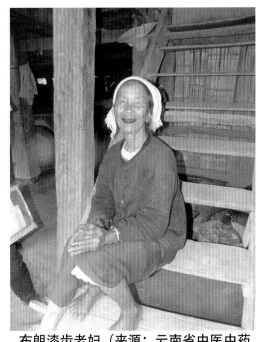

布朗漆齿老妇（来源：云南省中医中药研究院）

女孩到了十四五岁，父亲则给她一个小篾板凳、一个小竹笋，造一架纺纱线车，缝制一套新衣裙，同时准备一块供染牙齿的铁锅片。这就意味着他们将步入成年时期，要举行成年礼了。布朗族成年礼的主要内容就是"漆齿"。届时，凡15岁左右的男女少年会聚到一家竹楼里，用一种布朗语称"考阿盖"的树枝烧成黑烟，互相给异性"漆齿"。小伙子给小姑娘漆，小姑娘给小伙子漆，俗称"染齿"。经过这样互染牙齿的活动，便视为成年人了。此后，便可公开参加村社社交活动，并获得恋爱、结婚的权利。

漆齿还有一种方法，即嚼烟法。将槟榔叶包上少许草烟丝，再加上沙基、芦子、槟榔果、红石灰等一起放入口中慢慢嚼，每次可嚼20多分钟。吐出的烟渣呈紫红色，天长日久，牙齿即被染成黑色。槟榔果属凉性，既能防虫护齿，又能健胃消食。

五、文身习俗

布朗族文身这种古老的习俗起源于何时已无法确定，但至今仍保

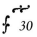

留着文身习俗。其目的主要有一是美化和装饰人体。运用针、刺等工具，在身体的各个部位刺上各式各样的称心如意的花纹和图案，如花卉、动物、几何图案等美丽纹样，并通

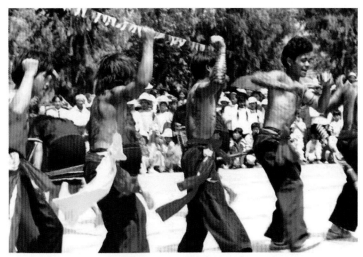

文身的布朗青年（图片来源：互联网）

过多种不同颜色的涂料装点这些图案，旨在使人体装饰达到较高的水平。二是为了宗教信仰。巫师常把文身说成"万能"，宣称身上文上"咒语"可避刀、避枪，可以驱邪免灾。文身给人们带来了精神上的寄托和神灵的保佑。三是道德（成年礼）意识的缘故。布朗族认为只有文身，才能成为真正的男人，有权恋爱婚娶。四是强身健体。布朗族认为文身有其医疗功用。如文头可治头痛，文腿可治关节痛，文身可以健身等。现文身习俗已呈改变之势，不愿文身的男子日渐增多。

六、特色面具

布朗族的面具是布朗族特色文化遗产之一，分大花脸和大毛脸两种。大花脸用竹编小圆桌面做内架，外面用黄黑色棉布包着，头顶的表层分为四块面积相等的扇形，用白、黑两种颜色对称涂抹，用白、黑两种色彩画怪脸谱。上下身为黄黑色。大毛脸是用小竹蓝做架，外表用黄黑色棉布包裹，脸面用飞鼠尾巴覆盖，分出大眼睛（红色）、大鼻子、大嘴巴、大牙齿，头顶上插上用白纸做成的，用红、绿色画出横条的小旗子。面具来源于佛教传说。源于天上神仙为了制裁一个

叫叭满的人干扰破坏佛祖的佛事活动，派出两个仙人惩治他，从而让更多人们信仰宗教，行善积德，过上安宁、幸福、美满的生活。这两个仙人的模样就是今天布朗族保留的面具，布朗族称为"达比""达布朗"。

七、建寨考究

布朗族多居深山。道光《普洱府志》卷十八载："蒲蛮……散处山林，居有定址，若易置他处，即不能居。"因此，西双版纳布朗族在选择其居住地或寨址时是非常慎重的。首先，所选定的寨址必须有利于耕种；其次，建寨前要用占卜的方法来确定具体的位置，并举行一种布朗语称作"乖脱"的建寨仪式。接着便是建寨门。寨门分正门和侧门，共四道。建好寨门后，人们用占卜方法开始选择宅地，破土动工。房屋建筑形式为"干栏"式。

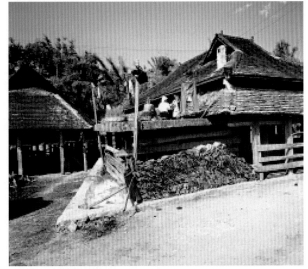

布朗族民居（图片来源：互联网）

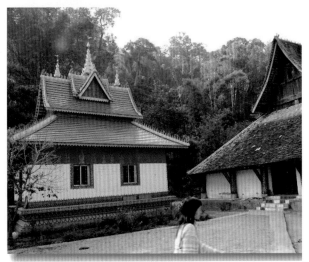

布朗族佛寺建筑（图片来源：互联网）

布朗族住房的建筑，随着生产力的不断提高和人们对生活的不断追求，在设计和建筑上不断有所改变，到当代已经发生了深刻的变化。第一代住房很简单；有六根树杈、三根梁就可以建起一幢住房。房子的围墙用小树枝建成，屋顶采用树叶或茅草，屋内分高低两层，低处烧火做饭，高处睡人。布朗族称它为"班"。第二代房屋是就地立起，屋顶用茅草盖着，周围用竹片栅起的杈杈房或茅屋。屋内分一大一小两间，小间是专门放农具和舂米的地方，大间为卧室、厨房、客厅。布朗族称这种住房为"压的"。第三代住房是草顶竹楼房，这种房子主要用的材料是木头，另外也采用竹子，如楼板、墙板等均用竹子。其形式为两楼一底，第一层分高矮两台，一大一小两间，大间高，小间矮，大间为卧室、客厅、厨房，小间摆放农具、饲料、竹水桶。第二层楼不完全封闭，主要是装农具、粮食、食品的地方。布朗族把这种住房成为"压罗"。第四代住房是瓦顶木楼房，是在第三代房子的基础上改进而来。材料主要用木料，屋顶用瓦，柱子用石脚砌底。在布朗山寨附近的最高处，都建有佛寺。

第七节　宗教信仰

历史上，布朗族绝大多数信仰原始宗教和小乘佛教，也有少数布朗族曾信仰大乘佛教、基督教、道教等其他宗教。几种宗教同时并存是布朗族宗教信仰的显著特点。

布朗族的生产水平低、生产方式落后，生产和生活资料在很大程度上依赖于大自然，抵御自然灾害的能力很差，科学知识又极端贫乏，对自然界中发生的一切现象，如对山林、河流、雷电、风雨、日

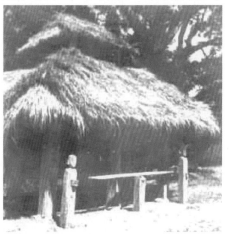

古老的布朗族宗教（图片来源：互联网）

月、星辰、地震、火灾、日月食、以及社会生活中的生、老、病、死、祸、福等这些千变万化的现象不理解，更不能驾驭，因而产生恐惧心理，认为这一切都是有灵性的东西，人们的生产生活是被一种超自然力量驱使和主宰着，久而久之，便产生了"万物有灵"的观念。为了祈求神灵的保佑和帮助，便对自然现象加以盲目崇拜，以至产生了"自然崇拜"、"图腾崇拜""鬼神崇拜""祖先崇拜"等原始宗教观念。"万物有灵"论在布朗族人民的思想中起支配作用，贯穿于他们

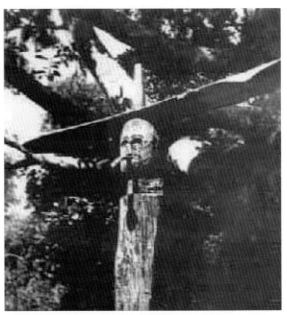

鬼神崇拜

的全部宗教生活。自然崇拜是人类社会发展史上最为普遍的共同信仰形式。远古时期的布朗族先民，由于生产力极端落后，科学知识极度贫乏，对自然界及人类自身的认识非常有限。人们对太阳的出没、月亮的圆缺、潮水的涨落、万物的生死、地震引起的山崩地裂、雷鸣和电闪带来的狂风暴雨、山间突然出现的洪水泛滥、森林中突然升起的大火、人群中不时地爆发着瘟疫等感到迷茫和无法理解。在此种自然力量的威慑下，布朗族先民把人的属性和自然界的属性通过幻想而沟通起来，在人们的思想意识里，逐渐造成了一条看不见、摸不着的联系，于是产生了"万物有灵"的观念，把自然界人格化、神秘化。布朗族先民认为大凡自然界的无生物和生物体的所有物种皆有灵魂，也就是说，各种自然物和自然现象都附有神秘的"鬼"（精灵），人们都会以其特有的自然属性引起崇拜。这是对大自然界的一种直接崇拜形式。

图腾崇拜是自然崇拜的发展和深化，它是伴着氏族制度一起产生的。布朗族先民由于无法对自己氏族的产生做出科学的解释，他们便往往与同自己生活关系密切的某种动物、植物拉上亲缘关系，经过想象媒介的升华，认为它们是本氏族祖先的亲族，即集团内的每一个成员始于它们，它们是集团内每一个成员的共同祖先。这种被确立为氏族祖先亲族的动物和植物自然要受到氏族的崇拜。而动物图腾和植物图腾的神圣则表现为对它们的使用禁忌。对于图腾的崇拜，是人类普遍的信仰形式。布朗族的图腾崇拜主要表现在对一些动物和植物的崇拜，其中，以前者居多。如蛤蟆崇拜，竹鼠崇拜，马崇拜，葫芦崇拜，猪、牛崇拜等。

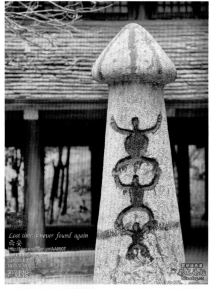

鬼神广场表现了布朗族万物有灵之说（图片来源：互联网）

灵物崇拜是对死去人物遗物的崇拜。人们崇拜祖先的遗物，并不是对死者的追念，而是认为这些

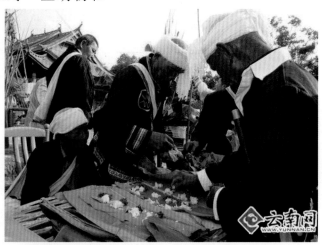

澜沧布朗族祭茶祖仪式（图片来源：云南网）

灵物具有保佑崇拜者的神奇魔力。布朗族在供奉氏族祖先神时，有一件很重要的物件受到崇拜，那就是"胎嘎滚"。"胎嘎滚"是一个长方形的竹篾箩筐或布袋，内存放祖先的主要遗物或代表始祖专长的物品，为祖先神灵的代表，它有着巨大的　神秘力量在暗中保护着所有

成员，可以 用它作为发展氏族的驱动神力。

灵魂崇拜是在"一切生物皆有灵魂"的观念支配下形成的，布朗族认为：人有人魂，谷有谷魂等。人魂又分两种，即：活人有活魂，死人有鬼魂。活魂附在活人的身上，人在做梦、昏迷、熟睡时，灵魂会暂时离开人体。如果人碰上了鬼或鬼的附着物，灵魂便有了被勾去的危险。当人做了不吉利的梦或生病时，便认为是丢失了魂，灵魂在四处游荡，要请佛爷念经赶鬼和叫魂。人死后为死者送魂，用树叶隔鬼，并同时嘱咐死者不要将活人的魂带走。此外，布朗族每年都要叫谷魂，从整地播种到收割入仓的许多环节，都要祭祀"谷魂"，认为只有这样粮食才会获得丰收。

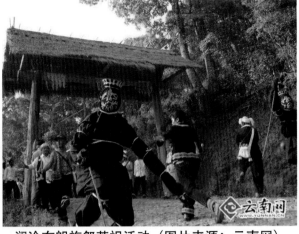

澜沧布朗族祭茶祖活动（图片来源：云南网）

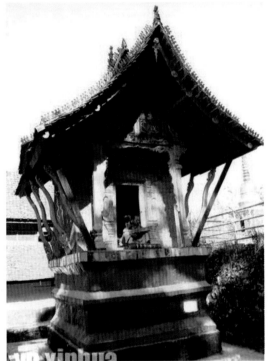

藏经阁（图片来源：互联网）

祖先崇拜在布朗族民间信仰生活中占据着特殊重要的地位。以血缘世系为纽带的氏族、家族的发展和家族生命周期的更迭、延续，使祖先观念与（万物有灵）灵魂观念牢牢结合，使亡故的先人，一代一代以其祖宗在天之灵升入神位，成为氏族、家族延续的最可靠的保护神。布朗族崇拜的祖先有寨神、氏族祖先神和家神等。

各地布朗族除了信仰原始宗教外，西双版纳、双江、普洱等地还普遍信仰小乘佛教。小乘佛教传入后，逐渐扩展开来，布朗族逐渐接受了佛教教义，并对佛虔诚膜拜，以至形成全民性的宗教。绝大多数村寨都建盖有佛寺，每个村寨都有出家修行的僧侣。

从此，布朗族有了自己的和尚和佛爷，他们学习傣文，抄写佛经，开始有了本民族的知识分子。这对于促进民族文化的交流和促进布朗族社会的发展起到了一定作用。居住在施甸、昌宁地区的布朗族历史上信仰大乘佛教。澜沧拉祜族自治县文东佤族乡旧苦寨的布朗族从20世纪30年代起开始信奉基督教。墨江哈尼族自治县景星乡挖么一带的布朗族由于长期与汉族、哈尼族和彝族等多种民族杂居，受其影响，宗教信仰比较复杂，道教、原始宗教兼而有之。

另外，其他地区布朗族所崇拜的鬼灵与西双版纳地区的布朗族大体相同。如澜沧拉祜族自治县文东佤族乡的布朗族，把与疾病有关的鬼灵区分得很细，如红肿鬼、小儿鬼、头痛鬼、腰痛鬼、吊死鬼等。双江地区布朗族信奉的鬼有"杀开"鬼、山鬼、岩鬼、水鬼、火鬼等多种。在日常生活中，如果有人病了，布朗族就认为鬼把魂抓去了，便找人来卜卦，卜着什么鬼，就请人送。在布朗族民间普遍信仰原始宗教和道教。在日常生活中，遇到自然灾害时进行原始宗教的祭祀，婚姻嫁娶、办理丧事、修建房屋或敬献祖宗时按道教的教条去进行，祈求安泰。

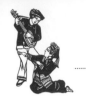

第二章　医药发展历史沿革

第一节　医药沿革

布朗族是从远古商周时期缓慢进步、生存、发展而来的古老民族，生活在亚热带被茂密森林包围的崇山峻岭之中。由于受到交通阻碍、经济文化交流不便及异族统治的影响、社会进步缓慢导致本了民族的原始医药发展亦是缓慢的。

从商周时期到明代，布朗族基本上属于原始社会后期，原始宗教中的占卜、祭祀、图腾崇拜得到生存和发展，催生了布朗族的原始医药。《布朗族文化大观》说，据《逸周书·王会解》中又载："成周之会……氐羌以鸾鸟……蜀人以文翰……方人以孔鸟，卜人以丹砂……州靡费费（狒狒）。"这里所说的"卜人"就是当时布朗族先民的称谓，以后历代的称呼也都基本相同，所说的丹砂等贡品（生活

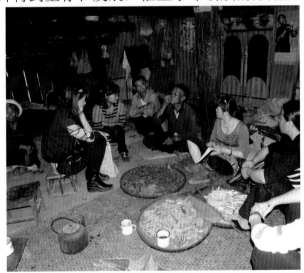

讲述布朗医药

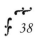

用品）亦均产自布朗族先民生活的怒江流域和澜沧江流域一带，《蛮书》中就曾有古永昌即出丹砂的地方的记载。而隋、唐、宋时期是从濮人中分化出来的朴子蛮，即现代布朗族、德昂族的先民一直沿用卜人的生活用品。到了宋朝末期布朗族作为中华民族的一个单一的民族已完全形成。元朝以前布朗族的原始医药和其族源文化均处于萌芽状态。

据《勐海县卫生志》载：早在傣历639年（1277年）就有翔实的文字记载，民间广泛流传着傣医药的手抄本。傣族和布朗族的民间医生都把丰富的治病经验镂刻在贝叶上或书写在缅纸帖上，成了贴身的行医手稿世代相传，形成了具有显著民族特色的传统医学。李拂一先生在《十二版纳志》中记述："摆夷蒲蛮（傣族、布朗族）病鲜求补医，以赎佛送鬼为已疾之不二法门。间有医药亦极幼稚，诊断切脉望色似中医，药则无所谓丸散汤剂之作，无煅煨炙炒浸洗煎煮之制，概以生药就粗糙碗底磨冷水作服。处方多系单味，极三四味为止，不似时医用药之庞杂。惜用量过微，气味淡薄，非用大量，且非浸煮不能有效成分溶解于水中者，用等于无。纵使药症相副，亦虽奏效，摆夷之不喜医药，或以此耳。然亦有其历来相传之特效方药多种，其奏效之确实迅速有足惊者，如创伤骨折堕胎艾毒箭一类之方剂是也。"

元、明、清时期布朗族的行医人员均为"神药两解"及务农"兼业"人员，没有专职医药人员。在长期的历史长河中总结出了一些用草药治疗疾病的方法。所保留下来的传统医药，主要有简单易行的一些医技，方法多为刮痧、揪痧、针刺放血、京竹筒疗法、口咂疗法、石头疗法、牛舔疗法、熏洗湿敷、推拿按摩、拔火罐等疗法。用药多为就地取材，多用植物的根、茎、叶、花、果或全草以及动物药（鸡内金、穿山甲壳、黄鳝、野猪蹄、木奈何等）入药，主要以新鲜药物为主药，配方药剂多以煮服，间有用酒、水送服。用药具有单味多、复方少的特点，一般分为内服和外用两种。外用法主要有洗、泡、敷患处等。医术简练实用，易在民间推行。如《双江拉祜族佤族布朗族傣族自治县卫生志》记载：民国年间有一布朗族民间女医生，在双江勐库镇的公弄一带行医，她有丰富的接生、医治妇产疾病的经验，深受当地百姓的喜欢。

再有，因他们崇信鬼神，在医疗方面采取"神药两解"的方法。如双江公弄布朗族村傣老三家，数代兼农兼医，在治疗外伤、皮肤病、肠胃病方面很有疗效。他家祖上传下来的医术，除为病人抓药治病以外，还要念口功"驱鬼"，看鸡卦占卜。他们家中现仍存有祖上传下来的用佛经文字记录的口功咒语文本和鸡卦书。双江、澜沧、勐海各地的布朗族村寨都有如此情况。

然而，"神药两解"也好，草药偏方也好，用布朗族民间医术医治普通的常见病是有疗效的。但是，用于治疗疟疾、天花，甚至霍乱、鼠疫等恶性传染病，就显得回天乏术了。布朗族生存的地方，又是上述疾病肆虐的地带。

明清时期，瘴气肆虐，官方对"瘴气"束手无策，任老百姓自生自灭。民国时期，官方虽知瘴气疟疾原是疟原虫，但因为人力财力不足，防治不力，绝大多数人也只能听天由命。进入夏季，疟疾、痢疾、天花、瘟疫等各种传染病蔓延流行，严重威胁着人们的生命与健康。1926年，在西双版纳布朗山的老曼峨寨，这个当时有百余户人家的村寨，因天花流行，先后死亡160多人，全寨只剩下几十户人家居住；1947年，布朗山新曼峨寨瘟疫流行，致使户户传染发病，在短短的两三月内，全寨死亡人数超过50人。双江在历史上也是疟疾超高流行区，同时又是全国少有的钩端螺旋体病流行区。此外，如天花、白喉、"流脑""乙脑"、麻疹、百日喉、脊髓灰白质炎等10多种传染病长期流行。1947年至1950年，疟疾在勐勐坝暴发流行，各族群众死的死，逃的逃，全坝子48个村有17个村绝了人烟。位于今双江车站附近的尹甸村，原有100多户，到1950年只剩下10余户人家。整个勐勐坝人烟稀少、田地荒芜，荒家破坟随处可见，景象凄凉万分。

西双版纳州的勐海坝也是闻名的疟疾流行区。建国前夕，疾病发病率高达90％以上，而且传染病的种类繁多，天花、霍乱、鼠疫、钩端螺旋体都有。这些疾病长期折磨着这里的人们，勐海坝原有20多个寨子，10000多人口，1929年疟疾等传染病暴发流行，有5000多人死亡，此后人口锐减，至建国初仅有6个小寨子，有14个村寨变为荒村，杂草丛生、野兽出没，景象万般悲凉。在疟疾流行的高峰季节，新生婴儿也被染上。过往客商有的死在旅店，有的死在半路上。建国初期，有关单位专门做过调查，因患疟疾而脾脏肿大的成年人占95%，12岁以下的儿童达100%。那时人们谈"疾"色变，人人自危。

解放后，政府致力于解除各族群众疾病痛苦，大力发展医药卫生事业。

第二节 卫生发展

新中国成立后，党和人民政府为了改变布朗族地区恶劣的医疗卫生条件，加强民族团结，大力促进了布朗族医药生存发展。

1951年，双江县布朗族王志明被送到保山"卫训班"培训；1956年，保送布朗族魏大兴到云南民族学院学习，后转入云南省第二卫生学校学习；1956－1959年，西双版纳布朗山、西定、巴达累计培训了不脱产的卫生人员104人。这些经过培训的卫生人员均能为群众做些简单治疗，他们在乡村为防治疟疾等传染病做出了自己的贡献。

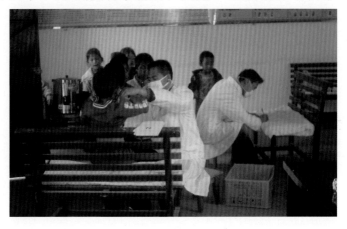

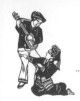

1960年在"团结中西医"的卫生工作方针指引下，双江县医院组织全院卫生技术人员，学习《中医学概论》及"祖国医学史"，加强对住院病人的中医会诊，并要求西医学中医处方治病。同时举办针灸学习班，学习针灸疗法。在西医学习中医的推动下，医院临床医师们一般都能应用中医常用方剂，挑痔、埋线等法，治疗常见病症。同年还收集整理民间中草药单方、验方3098帧。经选择地试用于临床，对结核病、腮腺、炎乳腺炎、急性肠胃炎、痢疾、麻疹、百日咳等常见病、传染病有一定的疗效。有的中草药配方，还被配制成膏、丹、丸、散，方便临床内服或外用。加工成的中药品种23种，如黄连素、治疟酊、地榆三黄散、立止腹泻散、贯仲丸、三仙丹、梅毒将军丸等。

随着时代的进步，社会的发展，布朗族医药通过漫长岁月的实践摸索，形成了独具特色的传统医疗方式。布朗族医生的医疗活动，虽无大量的文献记载流传于世，但布朗族医生的精湛医术，仍代代相传，并得到继承和发展。在布朗族地区，布朗族医生仍是一支防病治病有效的医药力量。

现布朗族居住地及村寨均有布朗族医药人员。如杨炳洪，男，布朗族，56岁。1977年毕业于云南中医学院，现在临沧市云县中医院中医科从事中医临床工作，职称为副主任医师。自述从小就随其父学习草医知识，识草药百种。其父杨卡奎，云县晓街乡堒顶村人。杨炳洪擅长治疗肾病、结石、中风偏瘫、乙肝病等病的治疗。诊病方法同中医。

岩关章，现年66岁，布朗族，新曼峨寨村民，在家务农。自述35岁跟学于父亲，父名达帅，识草药百种，多用鲜药。岩关章擅于治疗妇女月子病、妇女产后病、妇科病、哮喘病、风湿、尿路感染、肾结石、胸口痛、跌打损伤、骨折等。诊病方法：望、闻、叩、问等。

魏明学，男，现年54岁，布朗族。临沧市双江拉祜族佤族布朗族傣族自治县邦丙乡邦丙村二组村民，文盲。在家务农。自述20多岁开

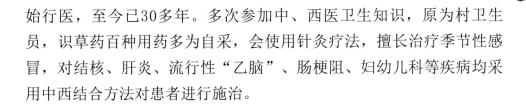

始行医，至今已30多年。多次参加中、西医卫生知识，原为村卫生员，识草药百种用药多为自采，会使用针灸疗法，擅长治疗季节性感冒，对结核、肝炎、流行性"乙脑"、肠梗阻、妇幼儿科等疾病均采用中西结合方法对患者进行施治。

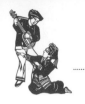

第三章　医疗经验

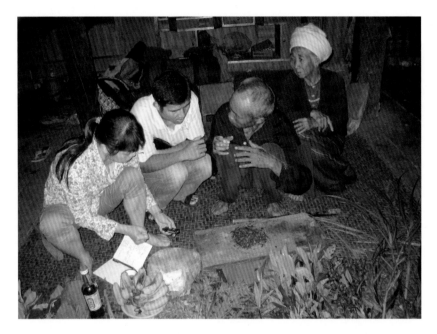

　　布朗族医药是布朗族人民在长期的生产劳动中，不断与疾病做斗争的经验总结和智慧结晶，是人们逐渐识别某些野生植物具有治疗某种疾病功能，积累的较为丰富的用药经验和古朴的医疗技术。诊治方法多为望、闻、问、切、触。对常见病的传统疗法多为拔罐、刮痧、揪痧、针刺放血、推拿按摩等。用药就地取材，多用草本、木本植物的根、茎、叶、花、果或全草以及动物药入药，特色主要以新鲜药物为主药，配方药剂多以煮服，间有用酒、水送服。用药具有单味多、复方少的特点，一般分为内服和外用两种。外用法主要有洗、泡、敷患处等。医术简练实用，易在民间推行。

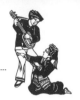

第一节　传统医药

布朗族群众有丰富的草药知识，常用的草药有：臭灵丹、草果、金竹、黄花、"格列"树叶、胡椒、"窝艾"树、月英草、"定叶"、含羞草、臭牡丹、苍云树叶、倒刺树叶、香茅草等。布朗族还有家庭种植草药的习惯，主要栽种有：息风草、小黄伞、"定叶"、臭灵丹等。布朗族利用草药可以治疗一下病症：小儿不思饮食、小儿夜哭、小儿惊骇、抽搐、小儿腹泻、小儿红白痢疾、妇女生育后腹部疼痛、产妇奶水不足、月经不调、妇科疾病引起的腰腹疼痛、发热、流行性感冒、疮等病症。常用方药有：

1.将"牙格"草切碎，以脚碓舂成粉末，晒干后又舂，病时用开水送服，可治头痛、腿痛、腰痛等病。

2.将"叫三笼"、蒿子、怀龙、磨龙、庞龙、少哄、色楞、完哄笼、完火盖、完火别、完火舍、帕救央等数种野草拌在一起，用开水烫后揉成团，然后用酸橘子水搅拌擦患处，能治全身浮肿、脊痛、腰痛，擦后还能安眠。

3.将哈巴拌、纲上卡、格等、当哥、扁火古等草药与生姜、盐巴拌和，用开水煮服，亦可洗擦患处止痛。

4.将牙很怀、帕共（鸡爪菜）、买马中、帕牙明、买马根（黄果叶）、买麻柱（橘子）、买撒肯哈等草药切细舂成粉或泥，用石灰水拌，用芭蕉叶包起，埋于火塘中烧之，取出后，可包手、头及其他疼处。

5.将糯米饭揉成团丸子，内放点盐巴烧后，放野姜揉成一团，用水送服，可止腹泻。

6.将它里埋、坤恨、克怒、竹子皮等切碎敲细，放一点猪油或芝麻油，用布包扎之，可以治筋痛、砍伤等。

7.什保龙，是一种野生植物的藤。把它切碎煨服，可治头痛感冒。

8. 龙勒克，是一种植物的藤。把它切碎煨服，可治头痛感冒。

9. 抱龙，将其叶捣烂包头部，可治头昏眼花。

10. 娘郎燕，是一种草。将它捣烂包在手足之折断处，可使之愈合。

11. 考明浪，是一种植物块根。将它切成片吃，可治腹泻，磨水后可敷治刀伤。

12. 荆芥加"呷港"根一起煨服，可治发热。用呷港花泡水洗眼，可治眼病。

13. 经郎，取其籽与芳香草（"达克"）、姜（"世根"）共同煨服，可治头昏眼花。

14. 用马裳端（汉话叫"矮垛垛"）、那药埋（汉话叫"三台花"）、酿宛（汉话叫"小黄伞"）等三种植物根切成细末，混合服下，可治疗腹痛。

15. 将郎外图西（取其皮）、阿袜枯（取其茎切碎）、克嘎阿（取其茎切碎）、嘎拉（取其根切碎）等四种药同煮服，可治疗跌打损伤和头痛。

16. 热棒（取其根）、甲英格地（取其根和叶）、阿袜放（一种草）、阿道（取其根）、彭不梭（一种藤）等五种药合煨服，可治疗感冒。

17. 不勒郎考（块根）、考明摆（根）、考明嫩（块根）、宛着郎短（块根）、牙管的（草名）、什敢（一种藤）等六种药制成合剂，称"完短尖"。将此合剂晒干春成粉，用开水冲服，可治疗胃胀痛。

18. 将野靛叶捣烂，配盐，包脑门及手掌心，可治发热。

19. 把蓖麻叶用火烘热，包捂头部，可治头痛。

20. 采青蒿叶，捣烂，加盐包肚脐，用于治疗腹痛。

21. 将蓖麻叶捣烂，加胡椒包足掌心，可辅助治疗难产。

22. 先用豇豆包伤口，两天后用蜂蜜擦伤口，可退刺。

第二节　民间非药物疗法

一、火罐疗法

火罐由陶器作坊专门制作，口小肚大，口部直径2～5厘米不等。高5～8厘米不等。使用时选一截手指粗的松数肥柴，俗称明子。将明子削圆削光滑，然后像铅笔一样用快刀在明子上推花，让推削的明花片向外翻卷，团成一圈，多推几圈就有几层花瓣，从下到上，推完一朵又一朵，一截明子推完，就成一串明花。用时摘下一朵明花，点燃后投入火罐中，燃烧2～3秒钟后，马上将火罐口按在要拔吸的部位，10分钟至半小时后取下。在拔吸的部位，有的用利器划破皮肤，让拔吸时火罐吸出少量血液；有的在火罐吸住后，压稳火罐往一定的方向拖移，直到拖移部位出现红色痕迹。此法可治感冒引起的头痛以及关节炎、各处软组织损伤、关节扭伤。拔吸部位多为脑门、肩背、前胸、四肢大关节处，只要火罐可以吸稳的部位都可以选用。

二、京竹筒疗法

选口径3厘米大小的京竹一段，一边就节做底，另一边切断，长8～10厘米，口沿削薄，要光滑。使用时将开水冲入筒中，然后迅速将水抛扬出去，将口按在拔吸部位，有的将拔吸部位皮肤用利器划破。拔吸时间10～20分钟。可用于治疗头痛、牙痛、关节肌肉疼痛和各处关节、软组织挫伤。

三、口咂治疗

请有经验的健康妇人，用口对准有关部位咂吸。多用于婴儿口眼歪斜、哭闹不安等症。

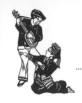
四、放血疗法

用麻线缠绕四肢，从近端向远端一圈一圈围绕，至腕关节、踝关节处止住，然后用针刺十指背侧远端近甲根处，扎刺后挤压出血为佳。可治疗下肢麻木、疲乏无力、浑身酸痛、疟疾。

五、按摩、推拿、"隔火"

用单手或双手在患部或相关的按、摩、推、拿。可治慢性肠炎、消化不良等。推拿多用于小儿，可治食少、哭闹、口眼不正、眼内分泌物增多等症。

"隔火"是按摩中常用的一种特殊疗法，施术者将手掌平放在患者上腹部，然后将手掌向上翻起，用小指一侧掌沿向下，向后施加压力，并慢慢向下移动。患者慢慢感到一股热气向下走窜，最后感到热气从大腿内侧散出，认为邪热火气被隔出，反复几次后，周身腹部会感到轻松。

六、刮痧、"敌痧"

刮痧多用铜币、银币及现在人民币中的硬币，以银币最好。刮痧时有的将钱币沾上石灰水，有的沾上清水，有的沾上清凉油，部位从颈、肩、背、前胸到四肢曲侧部都用。可治四时感冒、风寒疼痛等。

"揪痧"双江民间称"敌痧"，适应证及部位和刮痧基本一致。"敌痧"时右手中指及食指自然弯曲，将相关部位皮肤夹起上提，让皮肤滑脱发出响声，反复几次，以皮肤发红为度。

七、石头疗法

将马牙石（硅石）烧热，采青蒿子一把，垫在患病的部位保护皮肤不被烫伤，将石头放在青蒿上，让热气透向患部。此法主要用来治

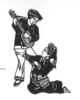

疗足底疼痛。

八、牛舌舔疗

将患部撒上盐少量食盐，然后让牛舔，用来治疗秃头，据说能使毛发再生。牛舌上长满肉刺，很粗糙，既不损伤头皮，又有足够的刺激。

九、膝盖顶腹逼下胎盘法

民国年间有一布朗族民间女医生，在双江勐库镇的公弄一带行医，她有丰富的接生、医治妇产疾病的经验。一般胎盘不下，她用如下方法处理：将一块布单折叠垫在产妇小腹上，产妇端坐。她面对产妇，双手抓住产妇的手臂，提右膝顶住产妇的小腹，运足力气，让产妇配合，猛将产妇向前、向上提起，同时用膝盖向小腹施加压力，据说胎盘多能逼下。此法关键是膝盖用力得当，不可过猛，双手向前、向上抓提病人要突然，配合膝盖的力，造成一种气势，让产妇调动潜能产生一种本能自卫反射，造成腹肌、子宫收缩，挤出胎盘。

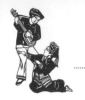
第四章　防治疾病与养生保健

第一节　防治疾病

一、对疾病的认识及防治经验

布朗族地区由于地理环境特殊，自然资源条件较好，物产丰富，生长着各种药用植物。在与疾病的抗争中，人们经过长期的生活实践，逐渐识别了某种野生植物具有治疗某种疾病的功能，出现了少数熟悉草药的人，同时积累了一些预防疾病的经验和方法，通过代代相传，延续传承下来。因此，在漫长的历史进程中，这些古朴的防病治病方法，在布朗族不断的繁衍生息中无疑起到了重要的作用。至今，布朗族的每个村寨基本上都有自己的草医，都懂得一些治疗头痛、腹泻、伤风感冒、刀伤、烫伤等一般疾病的药物。

再者，过去布朗族地区由于瘴气肆虐猖獗，生产力低下、落后，人们缺医少药，对发病的原因不清，故多叫魂祭鬼、行占卜术等，并由巫师用些草药进行治疗，即"神药两解"。因此，布朗族一方面深信鬼神的存在，用祭鬼叫魂的方法祛病和活动十分频繁；另一方面也用中草药治疗一些简单的常见病。布朗族对这些懂得草医草药的村民，称为"它腊奇"或 "摩雅"，即医生。一些布朗族"它腊奇"或"摩雅"根据经验，能开出十多种方子。草药有单方、复方，具有一定疗效。常用单方如用于治疗感冒头痛、手足骨折、腹泻、烧热病等。常用复方如用于治疗胃病、跌打劳伤和头痛症等。

二、对养生保健的认识

布朗族尤为注重环境的洁净，同时，在认识了一些药物的特性后，利用其中一些药物来做保健药，并在传统保健方面积累了丰富的方法和经验，这些植物药广泛运用于食品、饮料、洗浴等方面。如：在保健食品的制作上，布朗族一方面受高寒山区拉祜族的影响，用野甜茶树皮煮水取汁调制苦荞面。另一方面又受坝区傣族的影响，采用他们居住地生长的鸡血藤嫩叶和一种叫撒撇树的小灌木嫩叶加入傣族的传统凉菜牛撒撇中，使傣族的这道凉菜具有了布朗族自己的特色。布朗族普遍采食的保健植物药还有鱼腥草、马芹菜、臭菜、大苦子等。这些植物大多具有清热解毒、降火消火等功效。最为重要的就是布朗族注意保持环境洁净，以防治疾病的发生。"布朗族人民由于地理环境所限，竹楼下关牲畜，尿粪堆积，容易传染疾病。但是他们注意家庭的清洁卫生，每天晨起和餐后都要打扫地板和庭院，洗涤餐具，餐前洗手，保持干净。很少喝生水，常饮茶水。西双版纳的布朗族，无论男女，常到溪水中沐浴，保持清洁"。

三、服饰与防病治病的传说

织布和染色在布朗族服饰文化中占据着重要位置。布朗族染色具有悠久的历史，他们独特的染色技术在我国民族染织业中独树一帜。布朗族不仅能用蓝靛染布，而且懂得用"梅树"的皮熬成红汁染成红色，用"黄花"的根，经石碓舂碎，用水泡数日得黄汁染成黄色等，其色彩具有大自然之风韵，耐洗不褪。

蓝靛，为爵床科植物马蓝的叶经加工制得的粉末或团块，可作染料。药用时可用于温毒、发斑、血热吐衄、胸痛咳血、口疮、疟腮、喉痹、小儿惊痫等症状。植物形态多为多年生草本。

据普洱市澜沧县惠民乡芒景村布朗文化的研究者苏国文介绍，布朗人祖先用蓝靛染布制衣，穿在身上可防治疾病。世居普洱市澜沧县惠民乡芒景的布朗族，至今仍用蓝靛来染制服饰。据说，生活在热带雨林中的布朗族，身穿蓝靛染制衣服，夏季出汗，浸湿衣衫，散发出药性，可防蚊虫叮咬；雨季被淋湿了，染料药性浸在身上，也不会因着凉生病。因此，布朗族用蓝靛染布制衣的习俗一直流传至今。

四、布朗族重要节庆日与用药习俗

布朗族在遇重要节庆日，如开门节、关门节和祭茶祖节，均要准备用宋拜（布朗语）、布拉（布朗语）、管底（布朗语）三味草药，煎水后，备用。一般在活动仪式开始时，取药汤洒向每位参加活动的人员和来宾的身上，祈求神灵的护佑，有祛病、除邪，保平安、求健康之说。

第二节　养生保健

一、饮食文化与养生保健

以茶入食、以茶入药是历史上布朗族饮茶用茶长期使用的方法。比较典型的是"糊米茶"和"明子茶"。糊米茶的制作方法是：先把土茶罐放入火塘中烤热，放入适量糯米烤黄，再放上茶叶同烤，加入开水，再放入事先切好的通管散、甜百改、姜片，还有从山上采回来的一种灌木的叶，叫扫把叶。待上述各种原料烹煮、开沸数分钟后再加入红糖，红糖化尽，溶解完毕，茶水泛波，色彩澄黄，其味诱人。此药治久患感冒、咳嗽、喉痛、肺热干燥等病。明子茶的做法与糊米

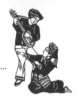

第五章 文献收载药物

第一节 药 物

一、木棉 Bombax malabaricum DC.

【布朗族药名】咯纽

【传统用药方法】花：清热利湿，解暑。用于肠炎、痢疾、血崩、便血、痔疮。暑天可作凉茶饮用。树皮：祛风除湿，活血消肿。用于腿膝疼痛、慢性胃炎、胃溃疡、跌打损伤、疮肿。根：散结止痛。用于胃痛、颈淋巴结结核。

【布朗族用药方法】用嫩叶、树皮、根。气微，淡，微涩。用于骨折。

【西双版纳州勐海县布朗族】用于治疗风湿，取15～30g煎服。

【双江县布朗族民间用法】用根皮可消食，治疗消化不良。

二、水菖蒲 Acorus calamus L.

【布朗族药名】囡考

【传统用药方法】开窍，化痰，健胃，醒神。用于癫痫、痰热惊厥、胸腹胀闷、慢性支气管炎。

【布朗族用药方法】用根、茎、叶。味微甜而辛。用于肚痛、头痛。水煎服或生嚼服均可。

三、卷柏Selaginella pulvinata(Hook.et Grev.) Maxim.

【布朗族药名】的哇三睦

【传统用药方法】生用破血，炒用止血。生用治闭经、癥瘕，跌打损伤、腹痛、哮喘；炒炭用治吐血、便血、尿血、脱肛。

【布朗族用药方法】用全草。无臭，淡。用于难产。用2株，泡开水，当茶饮。

四、臭牡丹Clerodendrum bungei Steud.

【布朗族药名】德荏

【传统用药方法】解毒消肿，祛风除湿，平肝潜阳。用于眩晕、痈疽、疔疮、乳痈、痔疮、湿疹、丹毒、风湿痹证。

【布朗族用药方法】用根茎。气微，淡。用于风湿疼痛。用量5～30g，水煎服。

五、密蒙花Buddleja officinalis Maxim.

【布朗族药名】考吊塞公

【传统用药方法】花：清热泻火，养肝明目，退翳。用于赤目肿痛、多泪羞明、目生翳膜、肝虚目暗、视物不清、夜盲。叶：祛痰止咳，拔脓生肌。用于咳嗽；外用于疮痈疔毒、溃烂生管、外伤出血。茎皮（虫见死草）：外用于小儿疳积（茎皮为末，吹入鼻中）。

【布朗族用药方法】用花、枝叶。用于咳嗽、火眼、目翳、羞明、哮喘。

六、马鞭草Verbena officinalis L.

【布朗族药名】雅抗恩

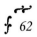

【传统用药方法】活血散瘀，解毒，利水，退黄，截疟。用于癥瘕积聚，痛经经闭、喉痹、痈肿、水肿、黄疸、疟疾。

【布朗族用药方法】用全草。用于感冒发热。15～30g，水煎服。

七、鱼腥草Houttuynia cordata Thunb.

【布朗族药名】把歪

【传统用药方法】清热解毒，利尿通淋，消痈排脓。用于肺脓疡、肺炎、痢疾、水肿、淋病、乳腺炎、痈肿疮毒。

【布朗族用药方法】用全草。搓有鱼腥气，微涩。用于感冒、咳嗽、发热。外用于洗疮痈、天泡疮、天花。

八、阔叶十大功劳Mahonia bealei(Fort.)Carr.

【布朗族药名】克勒

【传统用药方法】滋阴强壮，清热解毒，止咳化痰，清肿止泻等。

【布朗族用药方法】用药经验无记载。

九、滇橄榄Phyllanthus emblica L.

【布朗族药名】三么辟

【传统用药方法】清热利咽，润肺化痰，生津止渴。用于血热血瘀、消化不良、腹胀、咳嗽、喉痛、口干。

【布朗族用药方法】用果实、茎皮。气微，味酸涩，微甜。果用于血热、肝胆病、咽痛、口干、消化不良、腹痛、咳嗽、坏血病，嚼服。用量3～9g，水煎服。茎皮用于腹泻、痢疾。用量15～30g，水煎服。

十、墨旱莲Eclipta prostrate L.

【布朗族药名】久印

【传统用药方法】滋补肝肾，凉血止血。用于肝肾阴虚、牙齿松动、须发早白、晕眩耳鸣、腰膝酸软、阴虚血热、吐血、衄血、血痢、崩漏下血、外伤出血。

【布朗族用药方法】用全草。气微，味微咸。用于腹痛，10～20g煎服。

十一、车前草Plantago asiatica L.

【布朗族药名】牙烟育

【传统用药方法】清热利尿，祛痰，凉血，解毒。用于水肿尿少、热淋涩痛、暑湿泻痢、痰热咳嗽、吐血衄血、痈肿疮毒。

【布朗族用药方法】用全株。用于咳嗽、咯血。取30g煎服。

十二、五指毛桃Ficus simplicissima Lour.

【布朗族药名】堆炯（云南勐海）

【传统用药方法】根：理气健脾，祛湿化痰。用于胸痛、胃痛、风湿疼痛、肺结核久咳、盗汗、慢性支气管炎、水肿、病后体虚。鲜叶：清热解毒，外用于疮毒（煎水洗）。

【布朗族用药方法】用根。全年可采，洗净，切片，晒干用或鲜用。气微香，甘。消食健胃，用于食欲不振，30g煎服。

十三、阴石蕨Humata tyermanni Moore

【布朗族医药】达蛙胡苦

【传统用药方法】祛风除湿，清热，凉血，止血。用于关节炎、血尿、腰痛、妇女白带。

【布朗族用药方法】用根状茎，全年可采，干燥或鲜用。气微，味淡。活血散瘀，清热利湿。用于风湿痹痛、腰肌劳损、白带、吐血、便血、尿路感染、肺脓疡、跌打损伤、痈疖肿毒。磨水擦或鲜品

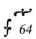

捣敷。

十四、半圆盖阴石蕨Humata platylepis(Bak.) Ching

【布朗族药名】打哇互苦

【传统用药方法】清热利尿，祛风除湿。用于破伤风、肾炎、风湿骨痛、跌打损伤、慢性腰腿痛、腰肌劳损、疮疖。

【布朗族用药方法】用鲜根茎，捣敷疮疖。

十五、回回蒜Ranunculus chinensis Bunge

【布朗族药名】当名嗖

【传统用药方法】解毒退黄，截疟，定喘，镇痛。主治肝炎、黄疸、肝硬化腹水、疮癞、牛皮癣、疟疾、哮喘、牙痛、胃痛、风湿痛。

【布朗族用药方法】用全株。含原白头翁素，有小毒。清热消肿，截虐平喘。外用于急性黄疸型肝炎、疟疾（均外敷体表部位和穴位）。果实用于夜盲（研末蒸猪肝）。

十六、马齿苋Portulaca oleracea L.

【布朗族药名】宗新朵（云南勐海）

【传统用药方法】清热利湿，凉血解毒。用于胃肠炎、痢疾、阑尾炎、痔疮出血、血淋、带下。

【布朗族用药方法】用全草。夏秋采收，鲜用或开水烫过晒干。外用头晕眼花，拌等量芝麻叶共捣，包扎头部及喉颈部。

十七、榼藤子Entada phaseoloides(L.)Merr.

【布朗族药名】马巴

【传统用药方法】祛风除湿，活血通络。用于四肢麻木、风湿性关节炎、跌打损伤。种仁利湿消肿。用于黄疸、脚气、水肿；外敷治疮疖红肿。

【布朗族用药方法】味淡，嚼有豆腥味。用于疮痈，取仁捣敷患处。（勐海布朗族）用种仁，用于腮腺炎，淋巴结炎。

十八、断肠草Gelsemium elegans(Gardner et Champ.)Benth.

【布朗族药名】娥喽亮

【传统用药方法】祛风除湿，活血散瘀，杀虫止痒。外用皮肤湿疹、恶疮肿毒、顽癣、跌打损伤、骨折瘀肿、风湿性关节炎，还可用于杀蛆、灭孑孓。

【布朗族用药方法】用根。全年可采挖，晒干。外用于疮疖，适量，磨水擦患处。

十九、朝天罐Osbeckia crinita Benth.ex C.B.Clarke

【布朗族药名】靶簸

【布朗族用药方法】用叶。夏秋采收。气微，味酸涩。用于汤火伤，捣敷或粉撒。亦可用香油调敷。

二十、蜘蛛香Valeriana jatamansi Jones

【布朗族药名】雅卜命

【传统用药方法】理气止痛，消食止泻，祛风除湿，镇惊安神。用于脘腹胀痛、积食不化、腹泻痢疾、风湿痹痛、腰膝酸软、失眠。

【布朗族用药方法】用全草。夏秋采收，鲜用或干品。用于咳嗽、吐血，15～30g煎服或泡水服。

二十一、三叶五加Acanthpoanax trifoliatus(L.)M-err

【布朗族药名】当介里

【传统用药方法】清火解毒，消肿止痛，除风刮湿。用于咽喉肿痛，腮腺、颌下淋巴结肿痛，肌肉麻木，乏力。

【布朗族用药方法】用全株。水煎服，每剂10～20g，外用鲜品捣烂敷。治喉炎、腮腺炎。

二十二、番石榴Psidum guajava L.

【布朗族药名】麻果

【传统用药方法】收敛止泻，消炎止血。叶、果：急、慢性肠炎，痢疾，小儿消化不良。鲜叶：外用治跌打损伤、外伤出血、臁疮久不愈合。

【布朗族用药方法】用叶子。用鲜叶10～20g，红糖适量水煎服。治肠炎、痢疾。

二十三、大黑附子Homalonema gigantean Eng1.

【布朗族药名】嘎恩

【布朗族用药方法】用根茎。切片水浸7天，每日换水一次，取出晒干用或火灰炮熟、洗净去皮切片晒干备用，治高热、肺结核咳血、支气管炎，每次15～25g，水煎服。

二十四、大红黄泡Rubus chinocephalus Focke

【布朗族药名】嘎菜

【传统用药方法】清热解毒，祛风活络，止血止痛。用于感冒、高热、咳嗽带血，每用根5钱～2两煎服；腹泻、胃肠炎、痢疾，每用5钱～1两，红糖引煎服。脱肛，用根2两，酒引内服；外伤出血，用叶研末撒于患处。

【布朗族用药方法】用根。洗净切片晒干备用。治腹泻、肠炎、痢疾、风湿骨痛，每次用10～25g，水煎服。

二十五、兰姜 Curcma zedoaria (Berg)Rosc

【布朗族药名】考明

【布朗族用药方法】用块根。鲜用或洗净切片晒干用，治风湿痹痛、脘腹胀满、跌打损伤，每用15～25g，水煎服。

二十六、血满草 Sambucus adnata Wall

【布朗族药名】牙沙八

【传统用药方法】治急、慢性肾炎，风湿疼痛，风疹瘙痒，小儿麻痹后遗症，扭伤，骨折。

【布朗族用药方法】用全草。治肾炎、风湿疼痛、骨折，15～20g，水煎服。

二十七、青蒿 Artemisia apiacea Hance

【布朗族药名】凉片

【布朗族用药方法】用叶。用鲜品20～40g，水煎服，治痢疾。

二十八、靛叶 Baphicanthus cusia(Nees)Bremek

【布朗族药名】列

【传统用药方法】清热解毒，凉血止血。主温热病、高热头痛、发斑、肺热咳嗽、湿热泻痢、黄疸、丹毒、猩红热、麻疹、咽喉肿痛、口疮、痄腮、淋巴结炎、肝痈、吐血、衄血、牙龈出血、崩漏、疮疖、蛇虫咬伤。

【布朗族用药方法】用根、叶。根切片晒干用，叶晒干备用。治腮腺炎、扁桃腺炎、口腔炎、痢疾。

二十九、八仙过海 Cryptocoryne siamense Merr

【布朗族药名】恩多和

【布朗族用药方法】用全草。夏秋采集，洗净切碎晒干备用，治跌打损伤、风湿性关节炎、疹症、急性胃肠炎。每次10～15g，水煎服。

三十、大麻疙瘩 Piper boehmerifolium Wall

【布朗族药名】麻黑

【传统用药方法】祛风除湿，散瘀止痛。取3～5钱，酒引，水煎服。每日一剂。孕妇忌用。

【布朗族用药方法】用全株。全年可采，切片晒干备用。治流行性感冒、感冒、跌打劳伤、风湿骨痛、胃痛、痛经。每次用25～50g，水煎服。

三十一、大葫芦叶 Foricellia tiliaefolia DC.

【布朗族药名】班波

【布朗族用药方法】用叶、根皮。治跌打扭伤、骨折，每次用15～25g，水煎服。

三十二、大发散 Vernonia Parishii HK.F.

【布朗族药名】劳拉

【传统用药方法】祛风散瘀，益气养心。用于风湿骨痛、肝炎、心慌、心悸、产后体虚等。

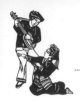

【布朗族用药方法】用根。治产后体虚、风湿骨痛、肝炎。

三十三、大剑叶木 Pollia aclisia Hassk

【布朗族药名】宋波

【传统用药方法】补虚，祛风湿，通经。治风湿性关节炎、腰腿痛、阳痿、膀胱炎、产后大出血。内服：煎汤，0.5～1两。本品配三条筋、锅铲叶水煎服用于阳痿。

【布朗族用药方法】用根。治风湿性关节炎、腰腿痛、阳痿、产后大出血。每次用50g，水煎服。

三十四、大将军 Cobelia clavata E Wimm

【布朗族药名】蚌法

【传统用药方法】消炎，止痛，解毒，祛风，杀虫。主治风湿关节炎、跌打损伤。外用治蛇伤、痈肿。叶研末喷喉治急性扁桃腺炎。全草用于杀蛆，2～3钱。外用适量热灰烧后捣烂外敷。

【布朗族用药方法】用根。夏秋采集，用童便浸泡3日后取出，洗净切片晒干备用。治腮腺炎、跌打损伤、风湿痛、疹症，每次用15～25g，水煎酒引服。

三十五、小红蒜 Eleutherine plicata Herb.

【布朗族药名】波亮

【传统用药方法】清热凉血，活血通经，消肿解毒。用于吐血、咯血、痢疾、经闭腹痛、风湿痹痛、跌打损伤、疮疖肿毒。内服：煎汤，6～15g，鲜品15～30g。外用：适量，捣敷；或煎汤外洗。

【布朗族用药方法】用根。秋冬季采，晒干用。治月经过多、红崩、胃肠出血、痢病，每次用15～25g，水煎服。

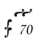

三十六、接骨树Premna szemaoensis Pei

【布朗族药名】接骨树

【传统用药方法】舒筋活络，接骨镇痛，止血生肌。用于风湿骨痛、跌打损伤、骨折、外伤出血。0.5～1两，水煎或泡酒服；外用适量，研粉调敷或捣烂敷患处。

【布朗族用药方法】用根、树干内皮。性平，味甘、清香。舒筋活血，接骨镇痛，止血生肌。主治骨折、外伤出血、跌打损伤。内服：每次5钱～1两水煎服，外用：粉调敷或撒包。

三十七、接骨丹Oldenlandia hledyotidea (DC.)

【布朗族药名】接骨丹

【布朗族用药方法】用全草。性温，味苦、辛。消肿散癖，通经活络，接筋接骨。治骨折、筋伤、跌打损伤。内服1～2两泡酒服，外用：鲜品捣敷。

三十八、铜锤草Spilanthes callimorpho A.H.Moore

【布朗族药名】铜锤草

【布朗族用药方法】用全草。性温，味辛、麻，有小毒。通经活血，消肿散癖，麻醉止痛，祛风湿。治骨折、跌打伤。内服：每次用1～3钱泡酒或水煎服，外用：鲜品捣烂敷患处。

三十九、黑皮跌打Fissistigma polyanthum（Wall.）Merr.

【布朗族药名】黑皮跌打

【传统用药方法】通经络，强筋骨，健脾温中。治跌打损伤、风湿性关节炎、类风湿关节痛、感冒、月经不调。内服：煎汤，3～5钱；或浸酒。

【布朗族用药方法】用根和藤。性温，味甘、清香。通经络，强筋骨，健脾温中。治骨折、跌打损伤。内服：每次3～5钱，水煎服或泡酒服，外用：鲜品捣敷。

四十、鼻涕果Saurallia nepalensis DC.

【布朗族药名】鼻涕果

【传统用药方法】散瘀消肿，止血。用于骨折、跌打损伤、创伤出血、疮疖。外用适量，鲜根或果捣烂敷患处。

【布朗族用药方法】用皮。性凉，味酸。止血生肌，散瘀消肿。治骨折、跌打伤、创伤出血。内服：每次3～5钱，水煎服，外用：捣烂敷患处。

四十一、鱼子兰Chloranthus spicatus (Thunb.)Makino

【布朗族药名】鱼子兰

【布朗族用药方法】用全草。性温，味辛，微甘。祛风湿、接筋骨。治骨折跌打损伤。内服：每次1～2两，水煎服，外用：捣烂敷患处。

四十二、大麻药Dolichos falcate Klein

【布朗族药名】大麻药

【传统用药方法】祛风通络，止痛止血镇痛消肿。用于风湿痛、跌打损伤、骨折、外伤出血、吐血、衄血、便血。内服：煎汤，3～9g，鲜品15～30g；或浸酒。外用：适量，研末撒敷或调敷。

【布朗族用药方法】用根。性温，味辛、麻。止血生肌，消炎止痛，解毒消肿，祛风化湿。治骨折、跌打劳伤、外伤出血。内服：每次用3～5钱，水煎服，外用：鲜品捣敷或干粉调敷于患处。

四十三、大绿藤Parthenocissus laetevirens Kender

【布朗族药名】大绿藤

【传统用药方法】舒筋活络，消肿散瘀，接骨。治跌打损伤、骨折、风湿性关节炎、腰肌劳损、四肢痹痛。内服：泡酒，1～2两。外用：捣敷或研粉调敷。

【布朗族用药方法】用藤。性温，味麻。舒筋活络，消肿散瘀。治骨折、跌打损伤。内服：睡次用1～2两，泡酒服。外用：鲜品捣包或研粉调敷。

四十四、叶上花Helwingia himalaica HK.f.＆Thoms

【布朗族药名】叶上花

【传统用药方法】活血化瘀，清热解毒。用于跌打损伤、骨折、风湿性关节炎、胃痛、痢疾、月经不调；外用治烧烫伤、疮疖痈肿、毒蛇咬伤。2～5钱。外用适量，鲜品捣烂敷患处。

【布朗族用药方法】用全草。性平，味甘、淡。通经活血，接筋接骨，除湿利水。治骨折、跌打损伤。内服：每次用3～5钱，水煎服，外用：用鲜品捣烂酒炒敷患处。

四十五、毛叶三条筋Linderd caudata (Wall.)Benth

【布朗族药名】毛叶三条筋

【传统用药方法】止血生肌，理气止痛。治跌打扭伤、外伤瘀肿、出血、胸痛咳嗽。内服：煎汤，3～5钱。外用：捣敷或研末撒。

【布朗族用药方法】用根、叶、皮。性温，味微甘、辛。止血生肌，理气止痛。治骨折、跌打扭伤、外伤瘀肿、出血。内服：每次用3～5钱，水煎服。外用：捣敷或干粉撒敷于患处。

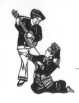

四十六、岩笋Thunia marshalliana Reichenb

【布朗族药名】岩笋

【传统用药方法】活血，祛瘀，接骨。用于骨折、跌打损伤、创伤。3～5钱，水煎或泡酒服；外用适量，鲜品捣烂敷，亦可用干粉加水或酒调敷患处。

【布朗族用药方法】用全草。性凉，味甘淡。散瘀、滋阴润肺，止咳化痰。治骨折、跌打扭伤。每次用3～5钱，水煎服，外用：鲜品捣烂包患部。

四十七、紫花曼陀罗Datura fastuosa L.

【布朗族药名】紫花曼陀罗

【传统用药方法】祛风湿，止喘定痛。主治惊痫、急寒哮，煎汤洗；治诸风顽痹及寒湿脚气。叶和种子为麻醉性镇咳、镇痛剂；花瓣的镇静镇痛作用尤著，可治神经痛。有剧毒，用时宜慎。用量：1～5分，种子3～5分，外用酌量。

【布朗族用药方法】用全草。性温，味辛，剧毒。麻醉止痛。治骨折、跌打损伤。外用鲜品捣包患部。

四十八、草乌Aconitum vilmorinianum Komorov

【布朗族药名】草乌

【传统用药方法】祛风除湿，温经止痛。用于风寒湿痹、关节疼痛、脘腹冷痛、寒疝作痛及麻醉止痛。一般炮制后用。

【布朗族用药方法】用根。味苦、辛麻，性温，剧毒。除湿止痛，祛风散寒。治骨折、跌打、风湿。每次0.5～2钱，泡酒1000g，7天后外擦患处，用鲜品适量捣包患部。

四十九、雪上一枝蒿Aconitum brachypodum Diels Var laxiflorum Fletcher et lauener

【布朗族药名】雪上一枝蒿

【传统用药方法】祛风湿，活血，败毒，止痛。用于跌打损伤、风湿性关节疼痛、术后疼痛。一次25～30mg；极量，一次70mg。口服，内服慎用；外用适量捣敷或煎水洗。

【布朗族用药方法】用根。味辛、苦、麻，性温，剧毒。止血止痛、祛风除湿。治骨折、扭伤、跌打损伤。2～3钱泡酒外擦患处，用3钱捣烂包于患处。

五十、三分三Anisodus luridus Link et Olto

【布朗族药名】三分三

【传统用药方法】解痉止痛。用于胃、十二指肠溃疡，胆绞痛，肾绞痛，肠痉挛，震颤麻痹，风湿痹痛。内服用量0.6～0.9g，极量为0.9g。本品有大毒，慎用，青光眼患者忌服。

【布朗族用药方法】用根，叶。味苦涩、麻，性温，剧毒。麻醉止痛，除湿祛瘀。治骨折、跌打损伤。用酒调外敷患处。治疗方法：确诊骨折后，用生草乌、生紫花曼陀罗、生雪上一枝篙、生三分三，其中选1～2种，捣烂外敷患处，酒为引，15～30分钟可止痛，然后进行复位。复位后用松明或竹子夹板固定，从上面1～11号常用药中选3～7种药物共捣烂敷于患部，敷时加酒适量，2～3日换1次药，一般20～30日愈合。

五十一、鸡Gallus gaiius domesticus Brisson

【布朗族药名】语儿

【传统用药方法】鸡内金，消食健胃，涩精止遗。醋炒鸡内金，醋用量100：10，将净制过的鸡内金用文火炒至表面颜色加深，喷淋食醋，待醋被完全吸进鸡内金。焦内金：用武火炒至表面焦黑，内部焦黄，喷淋食醋，吸干后出锅晾凉。煎服，8～10g；研末服，每次1.5～8g。研末用效果比煎剂好。

【布朗族用药方法】用鸡内金和鸡毛。取鸡内金与鸡毛，用100℃的沸水冲洗，洗净后晒干备用。鸡内金5g，鸡毛15g，用火烤黄研细，温开水送服，1日3次，6日一个疗程。主治因消化不良引起的胃病，有消食健胃的作用，疗效显著，3个疗程见效。

五十二、刺猪Hystrix hodysoni klossi Thomas

【布朗族药名】波为

【传统用药方法】行气，止痛，解毒。用于心气痛、胃痛、皮肤过敏等。1～3根，取刺烧存性研末，开水送服。

【布朗族用药方法】用毛和胃。取豪猪刺用火烤黄，碾粉冲开水服，1日3次，1次5g，1日1个疗程。主治小儿高热，效果显著，一般一个疗程见效；其次，取豪猪整个胃用火烤黄，连胃中食物一起碾粉冲开水服，1日3次，1次10g日，1个疗程。主治胃炎，效果显著。

五十三、黄鳝Monopterus albus (Zuiew)

【布朗族药名】夜的

【传统用药方法】益气血，补肝肾，强筋骨，祛风湿。用于虚劳、疳积、阳痿、腰痛、腰膝酸软、风寒湿痹、产后淋沥、久痢脓血、痔瘘、臁疮。

【布朗族用药方法】用全体及血。取5～7条鳝鱼，在大盆里放水养7天，用刀切开尾部，加水适量与紫米煮食，1日3次，3日1疗程，主治贫血。

五十四、野猪 Sus scrofajubatus Miller

【布朗族药名】特瓦

【布朗族用药方法】用牙和蹄。取蹄和牙用火烤黄，研末开水送服，1日3次，1次3g，3日1个疗程，主治精神失常。

五十五、水牛 Bubalus bubalis L.

【布朗族药名】切儿

【传统用药方法】清热凉血，解毒，定惊。用于温病高热、神昏谵语、发斑发疹、吐血衄血、惊风、癫狂。15～30克，宜先煎3小时以上。

【布朗族用药方法】用角和蹄。取蹄和角各5g，用火烤黄研粉，开水送服，1日3次，3日1疗程，主治神昏。

五十六、穿山甲 Manis pentadactyla auritus Hodgson

【布朗族药名】格别

【传统用药方法】活血消癥，痛经下乳，消肿排脓，搜风通络。用于经闭癥瘕、乳汁不通、痈肿疮毒、风湿痹痛、中风瘫痪、麻木拘挛。5～10克，一般炮制后用。

【布朗族用药方法】用甲壳。取甲片烤黄研粉，开水送服，1日3次，1次5g，3日1疗程，主治小儿高热。

五十七、田螺 Cipangopaludina chinensis (Gray)

【布朗族药名】粗拿

【传统用药方法】清热利水，除湿解毒。用于热结小便不通、黄疸、脚气、水肿、消渴、痔疮、便血、目赤肿痛、疔疮肿毒。

【布朗族用药方法】用全体。取田螺15只、野玉米30g、玉米须

20g，水煎服用，主治肝炎。

五十八、乌龟 Chinemvs reevesii(Grav)

【布朗族药名】补

【布朗族用药方法】用壳。用火烤黄冲细，温开水送服，1日3次，1次10g，3日1疗程，主治发热。

第二节　方　药

一、单方

1.槟榔嫩花序鲜品100g，水煎服。1日3次，1次50g，3日1个疗程，主治糖尿病。

2.棕树根鲜品60g，水煎服，1日3次，1次30g，3日1个疗程，主治糖尿病。

3.油棕成熟果实1200g，水煎服，1日3次，1次100g，6日1个疗程，主治糖尿病。

4.龙眼睛秋天采收，鲜用或晒干备用，鲜品500g，干品100g，药用全草，水煎服，1日3次，1次60g，6日1个疗程，主治乙肝。

5.水冬瓜树皮鲜品120g，水煎服，1日3次，1次50g，3日1个疗程，主治乙肝。

6.葫芦茶根鲜品130g，水煎服，1日3次，1次70g，6日1个疗程，主治乙肝。

7.猴子背内根鲜品100g，水煎服，酒为引，1日3次，1次30g，3日为1个疗程，主治风湿性关节炎。

8.露水草鲜品200g，炖猪肉服，1日2次，1次100g，3日为1个疗

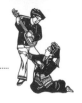

程，主治风湿病。

9.黑皮跌打藤100g，水煎服，1日3次，1次90g，3日为1个疗程，主治风湿病。

10.麻栗果树皮120g，水煎服，1日3次，1次60g，3日1个疗程，解食物中毒。

11.红花紫茉莉根，秋冬季采收，干品100g，鲜品450g，水煎服，1日3次，1次70g，3日1个疗程，主治前列腺炎。

12.大树甘草树皮鲜品50g，水煎服，1日3次，1次50g，3日1个疗程，主治咽喉炎。

13.定心藤干品20g，水煎服，1日3次，1次60g，3日为1个疗程，主治心慌心悸。

14.刺蕊草干品40g，水煎服，1日3次，1次90g，6日1个疗程，主治肠炎。

15.金线吊葫芦干品15g，水煎服，1日3次，1次20g，3日1个疗程，主治胃痛。

16.大叶千斤拔根50g，水煎服，1日3次，1次50g，3日1个疗程，主治月经不调。

17.白牛胆60g，水煎服，1日3次，1次60g，3日1个疗程，主治膀胱炎。

二、验方

1.青蒿根50～100g，红糖适量，水煎服。主治疟疾。1日3次，1次25g，3日为1个疗程。

2.云南罗芙木5g，三台红花10g，一支箭10g，马鞭草10g，大狗响铃10g，水煎服。主治疟疾。1日3次，1次20g，3日为1个疗程。

3.铜钱麻黄15g，麻栗果尖30g，捣烂酒炖服。主治疟疾。1日3次，1次30g，3日为1个疗程。

4.无根藤50g，理肺散15g，海船皮25g。主治肝炎。1日3次，1次20g，3日为1个疗程，水煎服。

5.两面青25g，翠云草25g，马鞭草25g，白茅根25g，水煎服。主治肝炎。1日3次，1次30g，3日为1个疗程。

6.竹节黄25g，冰糖草10g，树罗卜25g，水煎服。主治肝炎。1日3次，1次30g，3日为1个疗程。

7.大树跌打0.5g，桂花跌打1.5g，泡酒1kg。7天后服，1日3次，1次3g，3日为1个疗程。主治风湿性关节痛。

8.大麻芋50g，沸水煎6小时后去渣加红糖服。主治风湿性心脏病。1日3次，1次10g，3日为1个疗程。

9.吊吊香5g，地血香10g，龙爪树5g，鸡血藤15g，水煎或泡酒服。主治风湿性关节炎。1日3次，1次10g，3日为1个疗程。

10.大发散50g，黑升麻10g，木姜子15g，叶子兰10g，甘草5g，水煎服。主治感冒。1日3次，1次30g，3日为1个疗程。

11.益母草500g，加水4000ml，煎汤，去渣，温洗小腹。主治月经不调。1日1次，3日为1疗程。

12.臭灵丹20g，冰片叶10g。主治毒蛇咬伤。1日3次，1次20g，3日为1个疗程。

13.桑寄生12g，山薄荷12g，灯台树皮6g，水煎服。主治咳嗽。1日3次，1次20g，3日为1个疗程。

14.虎掌草15g，胡椒1g，水煎服。主治胃痛。1日3次，1次15g，3日为1个疗程。

15.白茅根12g，车前草12g，玉米须20g，水煎服。主治水肿。1日3次，1次30g，3日为1个疗程。

16.白及50g，重楼25g，地不容10g，研粉服。主治慢性胃炎。1日3次，1次1g，3日为1个疗程。

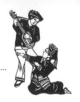

三、治疗呼吸系统疾病验方

1. 臭灵丹20g，叶上花30g，夹骨史根29g。水煎服，主治气管炎。1日3次，1次80ml，3日1疗程。

2. 小白及50g、竹林标20g，锅铲叶20g。水煎服，主治气管炎。1日3次，1次70ml，6日1疗程。

3. 土细辛30g，鬼针草50g，三台红花10g。水煎服，主治气管炎。1日3次，1次90ml，3日1疗程。

4. 红白解50g，白虎草30g，灯台树皮10g。水煎服。主治气管炎、咳嗽、哮喘。1日3次，1次120ml，7日1疗程。

5. 大苦藤60g，细龙胆草30g，三桠苦10g，葫芦茶20g。水煎服，主治支气管炎。1日3次，1次120ml，7日1疗程。

6. 菖蒲30g，芦子根50g，百合10g。水煎服，主治支气管炎、哮喘、咳嗽。1日3次，1次150ml，3月1疗程。

7. 鱼子兰50g，大狗响铃20g，绣球防风20g。水煎服，主治慢性支气管炎。1日3次，1次160ml，3日1疗程。

8. 大树黄连50g，大黑头草20g，大发散10g。水煎服，主治咽喉炎。1日3次，1次200ml，6日1疗程。

9. 树甘草60g，小籽绞股蓝20g，叶下珠30g。水煎服，主治支气管炎、肺热咳嗽。1日3次，1次150ml，3日1疗程。

10. 合包藤50，水冬瓜树皮20g，楤木15g。水煎服，主治支气管炎、哮喘。1日3次，1次200ml，3日1疗程。

11. 八宝树根皮20g，白花树皮20g，山桂花树10g，灯心草10g。水煎服，主治气管炎、咳嗽、痰多。1日3次，1次150ml，3日1疗程。

12. 野芝麻根50g，大白火草20g，冰片叶30g。水煎服，主治气管炎。1日3次，1次200ml，3日1疗程。

13. 野藿香30g，理肺散10g，飞杨草10g。水煎服，主治气管炎。1日3次，1次60ml，3日1疗程。

14. 黑头草30g，散血丹20g，野荞麦根30g。水煎服，主治气管炎、咳嗽。1日3次，1次250ml，3日1疗程。

四、复方

1. 棕树根鲜品50g，茜草根60g，小羊角扭根鲜品30g。水煎服，酒为引，1日 3次，1次150ml，3日为1个疗程。主治糖尿病。

2. 槟榔花序鲜品400g，生藤20g，油棕果10个。水煎服，1日3次，1次200ml，6日为1个疗程，主治糖尿病。

3. 猪萝摆根鲜品30g，大仙茅根鲜品20g，绞股蓝全草鲜品30g，鬼针草鲜品20g，鱼眼草鲜品70g。水煎服，酒为引，1日3次，1次150ml，6 日为1个疗程，主治糖尿病。

4. 羊耳菊根鲜品50g，野玉米全草鲜品40g，树萝卜鲜品30g。水煎服，1日3次，1次200ml，3日为1个疗程，主治乙肝。

5. 葫芦茶全草鲜品50g，锅铲叶鲜品40g，田基黄鲜品30g，冬瓜树皮鲜品30g。水煎服，1日3次，1次200ml，6日为1个疗程，主治乙肝。

6. 竹叶兰鲜品60g，两面青鲜品20g，无根藤鲜品20g，马鞭草10g，白茅根10g。水煎服，1日3次，1次200ml，6日为1个疗程，主治乙肝。

7. 吊吊香鲜品30g，地血香鲜品60g，龙瓜树30g。水煎服，1日3次，1次150ml，3日为一个疗程，主治风湿病。

8. 芦子兰鲜品30g，鱼子兰鲜品20g，接骨树皮30g。香樟木20g。水煎服，酒为引，1日3次，1次200ml，3日为1个疗程，主治风湿病。

9. 鸡血藤30g，大树跌打3g，桂花跌打5g，青树跌打皮20g，蚕豆七3g。水煎服，酒为引，1日3次，1次200ml，3日为1个疗程，主治风湿病。

10. 肾茶30g，虎杖20g，盾翅藤40g。水煎服，1日3次，1次200ml，9日为1个疗程，主治痛风。

11. 大叶千斤拨根30g，血藤20g，大风叶皮40g。水煎服，1日3次，

1次200ml，3日1个疗程，主治妇女月经不调。

12. 地不容5g，重楼3g，金线吊葫芦2g。研粉，温水冲服，1日3次，1次10g，3日为1个疗程，主治慢性胃炎。

13. 大剑叶木根30g，锅铲叶20g，三条筋树皮20g，金线连20g。水煎服，酒为引，1日3次，1次200ml，3日为1个疗程，主治阳痿。

14. 坠千斤30g，石斛50g，竹叶兰10g，狗肝菜20g，野玉米根20g。水煎服，1日3次，1次200ml，6日为1个疗程，主治精神病。

15. 洗碗叶根20g，臭灵丹30g，云南美登木根40g。水煎服，1日3次，1次500ml，9日为1个疗程，主治白血病。

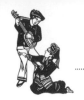
第六章　医药人物介绍

第一节　专家简介

一、玉香

女，布朗族。1963年5月出生在布朗山的一个小村庄，1980年走出大山，从布朗山附中考入西双版纳州卫生学校医士班，通过四年的基础理论学习和临床实习，1984年8月以优异的成绩毕业分配到布朗山卫生院工作。玉香，一个极普通的布朗族妇女，从布朗山原始森林中走出，在党的培养下，成长为一名优秀的医生，给千家万户带来了健康和幸福。

布朗山是云南省国家扶贫攻坚乡，缺医少药，教育、卫生落后，贫困的布朗族人民饱受疾病折磨，因病致贫现象严重。在那里，她看到了山区妇女对卫生及健康的渴望；在那里，她坚定了为边疆医疗卫生事业奉献自己力量的决心。她用自己所学的知识，走村串寨、翻山越岭，为山区各族妇女讲解妇女儿童保健知识、经期卫生；为孕产妇讲解孕期及产后保健知识。在艰苦的环境里，她靠着书本知识，努力工作，不怕苦，不怕累，不断地探索和实践，使自己的工作能力得到了明显提高，也赢得老百姓对她的无限信赖。

在临床工作中，她感到自己所学的知识及临床经验远远不能满足山区父老乡亲的需求。1985年2月，她被派到勐海县人民医院妇产科进行为期一年的进修，在妇产科老医生的带教下，她开始步入妇产科领域。进修期间，坚持24小时在岗，从不放松学习，从一般的妇科检查、产前检查到各种计划生育手术、生理产科、病理产科、妇科急腹症等，她都认真仔细地学习，掌握每一个要领和细节，最终掌握了妇产科疾病诊治技术。进修结束后，玉香用学到的知识和掌握的技术为山区妇女解决了许多妇科疾病。

1986年，因工作需要，玉香被调到勐海县人民医院从事妇产科工作。县医院为了使她尽快成长，为她提供良好的工作、学习环境，派最好的医生带她。在新的工作岗位上，她严格要求自己，完成好本职工作，每天穿梭于病房和手术室之间，从最小的手术做起，有时一天要做十几台，练就了扎实的基本功，得到了领导和同行们的认可。1991年被勐海县人民政府评为"计划生育先进工作者"；1993年9月，玉香光荣出席在北京召开的第七届全国妇女代表大会。

学习是无止境的，面对着日新月异的医学领域，只有不断地努力学习，掌握最新的医学知识，才能满足人民的需要，才能满足患者的需求。1994年2月，为使她能系统学习医学理论，领导派她到昆明医学院脱产三年读书学习。她十分珍惜此次机会，再次全面系统地学习了临床医学基础理论，以新知识、新理念学成归来。1997年到大理妇幼保健院进修"腹膜外剖宫产术"及"半腹膜子宫全切除术"，在短短的三个月内，为尽快熟练地掌握手术操作方法，在那寒冷的天气里，她每天都坚持上台做手术，手指冻得发红肿痛，最后肿得连手套都戴不进去，她并不在乎，认为最主要的是把技术学到手。工夫不负有心人。回到医院，她把此项手术开展起来，通过自己的努力，同行们的配合，此项技术取得了较好的效果，被州人民政府评为"科技进步三等奖"。通过学习—实践—再学习—再实践的过程，她逐渐成长为知识全面、技术过硬的医务工作者，熟练地掌握各种妇产科手术：子宫切除术、卵巢肿瘤切除术、剖宫产术等。多少个日日夜夜站在无影灯下，和同事们聚精会神地为病人做手术，为了抢救孕妇腹中危难的胎儿，为了抢救宫外孕大出血休克的病人，为了抢救危重产妇，她忘了节假日，就算轮休，只要病人点名手术，她从不推辞。她常对科室里的医护人员强调："妇产科是风险最大、医疗纠纷最多的一个医学领域，我们每一位医护工作者要时时提高警惕，在业务上力求做到精益求精，提高整体素质，把医疗质量和医疗安全放在重要位置，做好各项防范措施，在易发生事故的环节多加注意，让我们的每一位病人都平安出院。"她于1998年晋升为妇产科主治医师。2002年竞争上岗，以最优秀的考评成绩选聘担任了妇产科主任。

　　担任妇产科主任后，县医院领导帮助她学习管理工作，她顾全大局，有序地组织、安排科内各项工作，团结同志，得到院领导的肯定和同事的理解、支持。工作中做到以身作则，知难而上，坚持传、帮、带结合，关心爱护青年人，尊敬老同志，努力提高整体队伍素质，提高工作效率和质量，树立良好的医德医风，视患者如亲人，得到众多患者及其家属的拥戴和信任。

　　在十几年的医疗实践中，玉香在县医院的精心培养下茁壮成长，已成为勐海布朗族妇女中一名优秀的医务工作者。

二、杨炳洪

　　男，布朗族，56岁。1977年毕业于云南中医学院，现在云县中医院中医科从事中医临床工作，职称为副主任医师。从小就随其父学习草医知识，其父杨卡奎，识草药，云

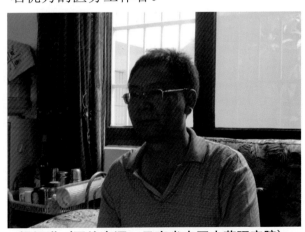

杨炳洪（图片来源：云南省中医中药研究院）

县晓街乡垠顶村人，擅长治疗肾病、结石、中风偏瘫等病。杨炳洪自

述在读小学期间就随身配有小药箱，为人施治。在中医院工作期间，除从事中医临床外，也使用草药为患者施治。主要擅长治疗肾病、结石、中风偏瘫、乙肝病的治疗。发表过：①综合治疗面神经麻痹64例体会[J].右江民族医学院学报，1999（12）：30。②中医中药治疗中风偏瘫28例报告[J].现代康复，2000（04）：15。③产后妇女的中草药保健[J].右江民族医学院学报，2000（02）：29。④猪胆汁的临床运用[J].右江民族医学院学报，2000（08）：30。⑤驱蛲汤治疗蛲虫病130例小结[J].云南中医中药杂志，2001（02）：28。⑥上补下泻法治疗肝硬化腹水50例[J].云南中医中药杂志，2001（12）：30。⑦小儿克石汤治疗泌尿系统结石54例小结[J].中华医学论文集萃，2000（7）。曾于2005年11月被国家中医药管理局评为"全国农村基层优秀中医"。参加过云县地区民族医药的调研工作，有零散的记录笔记，其透露曾经收集到一本关于本民族医药的手抄本，但由于管理不善，该手稿已经破损，面目全非，而且不知去向。交谈中，杨炳洪说书是被小孩撕坏了，但其中内容记得部分。曾忆起手抄本上的采药歌谣："豨莶草，五月五日午时找。"该草药用于治疗疮疡。同时，介绍了自己治疗肝病时采用猪胆汁炮制草药，与人施治的方法。

第二节　民间医生

一、岩关章

男，66岁，布朗族，新曼峨寨村民，在家务农，文盲。35岁随父亲达帅上山采药、识药，学习诊治病人，识草药近百种，从医30余年。擅长治疗妇女月子病、妇女产后病、妇科病、尿路感染、哮喘病、小儿高热、风湿、肾结石、胸口痛、跌打损伤、骨折等病。一年有病人上门三十余人。其诊治病人不计报酬，多由病人随意功德，或是几个鸡蛋，或是一小袋米，或是几块钱等。一般是寨子里来看病的人多，外边人来看的少。所诊治疾病多为地方常见病，如风湿病、小儿惊厥、高热不退、妇科常见病、跌打损伤等。诊断方法：把脉、望诊，或根据病人自述来判断病情。用药特色，一是鲜药，或干品；

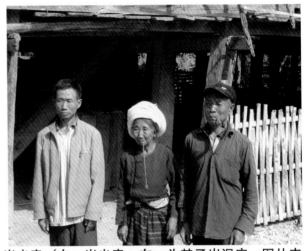

岩光章（右一岩光章，左一为其子岩温应。图片来源：云南省中医中药研究院）

多煎水内服，或捣碎用炭灰焐热外包敷。二是备有自制治疗用具，如外伤用夹棍等。会念口功。经其治疗的病人是否病愈，他主动自己上门去询问，如不愈，即再给药，病愈就不再咨询。其对肾结石、尿路感染和小儿惊厥有独特的疗法，远近较有影响。其子岩温应随父学医。

二、康朗元

男，布朗族，1939年出生于勐海县巴达乡章朗村。自幼同爷爷一道上山采药识药，从而跟爷爷学得一手好医术。康朗元的医疗技术在布朗族群众中有一定的影响，在整个乡土范围内，都受到人们的赞誉。爷爷病故后，康朗元更加勤奋刻苦，钻研中草医药技能，不断提高为广大群众治病的服务水平。

康朗元从1968年被推选为赤脚医生，多收治跌打损伤和皮肤疑难杂症病人，并兼治其他科疾病。单骨折病人就治愈53人，治疗皮肤病计2006人次，其疗效均在90%以上。康朗元医生的医疗作风朴实，医德至尚，与病患者感情密切，在人民群众中是一位很受欢迎的乡土医

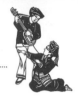

生，因此受到大家的信赖和好评。

三、岩叫文

男，1952年生，布朗族，勐昂寨村民，在家务农，不时游走村寨间行医。29岁跟随师父学医，其师名不详。行医二十余年，在民间较有声望。2011年共收治病人百余人，多为在外寻医不治，闻名而来的病人。擅长治疗治疗外伤、皮外伤、跌打损伤、胃痛、消化不良、便秘、腹胀腹痛、腰痛、腮腺炎、小儿高热、妇科疾病、妇女产后综合征、四肢麻木等。诊断方法：望诊或根据病人自述来判断病情。

四、岩少尖

男，1951年生，布朗族，新曼峨寨村民，在家务农，有人上门寻医，其自带草药随治之。38岁跟父亲和父亲的弟子学医。其行医二十余年，擅长治疗痢疾、肠炎、胃病、全身水肿、骨折、跌打损伤、梅毒、皮疹、咳嗽、哮喘等。一年有病人上门约数十人，本人也记不清。一般是外边人来看的较多。诊断方法：把脉、望诊，或根据病人自述来判断病情。家有用傣文记录的医药手抄本，现借给外村寺庙中大佛爷传抄。其自愿下次项目组调研时，提供给项目组查阅。其14岁孙子随其学医。

五、岩庄叫

男，布朗族，49岁，曼囡新寨村民，在家务农，文盲。从师于新龙村曼纳寨一位民间草医，其师名不祥。善于言谈，与周边村寨哈尼族交往

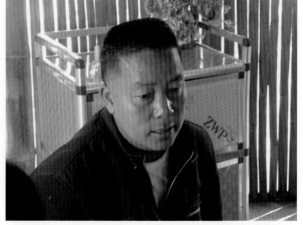

岩庄叫（图片来源：云南省中医中药研究院）

甚密，懂哈尼族语言，熟悉哈尼族常用药物，识草药近百种。从医十余年，使用鲜品，擅长治疗生疮、腹痛、发热、皮肤瘙痒、厌食症、产后体虚、跌打外伤、咳嗽等。诊断方法：把脉、问诊。年收治病人二十余人，不计报酬。

六、达双

男，70岁，布朗族，巴达乡曼帕卡寨村民，在家务农，文盲。40多岁开始跟随其爷爷学习草医药知识，是家族第四代传人。行医20余年，对病名的称谓，与现代医学称谓相似。识40～50余种草药，一般按药用季节采集药物，多为自采自用。擅长治疗妇科常见病、浮肿、全水肿、支气管炎、肺结核、生疮、大疮胞、腹胀腹痛、消化系统疾病等。他的诊断方法为：把脉、触诊（摸太阳穴）。年收治病人20余例。无子女继承学习其医技医法。

七、岩依三胆

男，68岁，布朗族。巴达曼帕傣寨子农民，小学学历，有两子女，儿子、孙子随其学习医术。儿子为乡村医生。自述15岁跟随爷爷学习草医草药知识，其爷爷叫"达滇"，擅长治疗骨折、腹痛、小儿口腔溃疡、妇科病、小儿肠炎、腮腺炎、牙根疼痛、中耳炎等疾病。27岁当过赤脚医生，早年参加过赤脚医生培训学习。也曾跟过去的北京医疗队学习过草医草药知识。识常用药物一百多种，自采自用，部分带回家种。他的

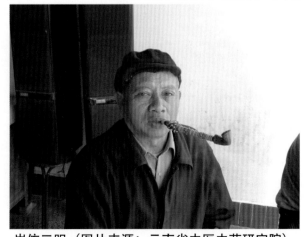

岩依三胆（图片来源：云南省中医中药研究院）

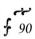

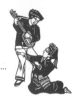

诊断疾病方法：观颜、触诊、把脉。近年来，年收治病人三十余例。

八、俸云

男，62岁，布朗族。临沧市双江拉祜族佤族布朗族傣族自治县邦丙乡邦丙乡退休干部。自述早年当过兵，在部队学过西医，复员后回乡参加工作，自学草医，会使用针灸疗法为家人和亲戚治病。对一般常见病、多发病，如感冒发热、小儿发热、腹痛腹泻均可用草药治疗。他的诊疗治病方法以经验为主，无本民族的医药理论体系，行医疗法无文字记载可查。他的诊断方法：切脉，看舌苔。俸云熟知多种单方、验方，一般草药多为自采自用。其子女均外出打工，无人跟其学习草药经验。

九、俸太平

布朗族，年龄不详，已过世。临沧市双江拉祜族佤族布朗族傣族自治县邦丙乡邦丙乡南榔村人，精通布朗族草医，擅长治疗泌尿系统疾病、肠胃炎、感冒、肾炎等病症。对感冒、小儿发热等有自己独特疗法，对防治常见病多发病有自己较深的认识和理解，在邦丙乡一带深得百姓尊敬。其子俸云峰随其学习草医知识，现为南榔乡村医。

十、俸云峰

男，46岁，布朗族。临沧市双江拉祜族佤族布朗族傣族自治县邦丙乡南榔村一组，村卫生员，是当地民间较有影响的布

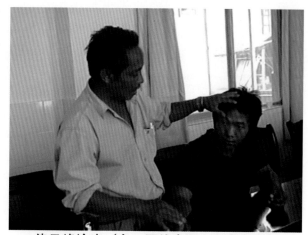

俸云峰诊病（左。图片来源：云南省中医中药研究院）

朗族草医俸太平之子，草医知识从父辈沿袭下来。自述多次参加中西医卫生知识培训。对病名称谓与西医相同，他认为人体有上火、中火和下火之分，当上、中、下之火不均衡时人体即发疾病。擅长泌尿系统疾病、肠胃炎、感冒、肾炎等治疗，多以中西医结合方法为患者进行施治。识几十种中草药。他的诊疗治病方法以经验为主，无本民族的医药理论体系，行医疗法无文字记载可查。诊断方法：切脉、看指甲、看舌苔、"扣诊"（触摸）。

十一、鲁开荣

男，65岁，布朗族。临沧市双江拉祜族佤族布朗族傣族自治县邦丙乡邦丙村二组村民。读过小学一年级，现在基本不识字。自述在民间行医仅七八年时间，其行医经验为祖父辈口授心传，并依靠自己实践积累总结而得，是家族行医的第三代。识中草药一百多种，其中，风湿类10多种；跌打药25种；胃火气上，有八九种。多在山野采药用，少部分移种家中。擅长接骨、跌打损伤治疗；对小儿发热、僵冷、风湿、腹痛疾病也会医治。年收治病人10～20人。行医治病不是鲁开荣家庭经济的主要来源，家中主要劳动力是他及妻子和大儿子，主要靠务农和做别的活计来维持家庭经济开支。他认为治病救人，是积攒功德，不应索取太多报酬。但是病人自愿支付，多少还是收取。现大儿子跟其学习草医药治病经验，他的诊疗治病方法以经验为主，无本民族的医药理论体系，行医疗法无文字记载可查。其方药多以胡椒、蜂蜜、草果篾（草果子）、冷水、白酒、木香（购买）为引，根据患者病情来调服。他的诊断方法：切脉（手足脉象）、看舌、问诊。

十二、魏明学

男，58岁，布朗族。临沧市双江拉祜族佤族布朗族傣族自治县邦丙乡邦丙村二组村民，文盲。自述20多岁开始行医，至今已30多年。多次参加中西医卫生知识学习，原为村卫生员。擅长治疗季节性感冒，对结核、肝炎、流行性乙脑、肠梗阻、妇幼儿科等疾病均采用中西结合方法对患者进行施治。识中草药

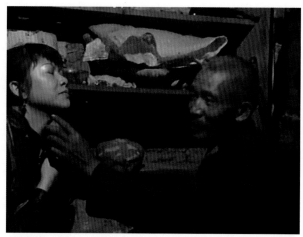

魏明学（右。图片来源：云南省中医中药研究院）

近百种，多为自采。会使用针灸疗法。每年根据季节变换，为村小学和村民开方药熬制大锅药，预防季节性感冒。相信鬼神之说，会念口功。认为白血病是因患者中"匹泊"（布朗语，意为鬼附身），必须念咒语、祭祀和用药才能解除。年收治病人约30人，行医不是其家庭的主要经济来源，家庭收入靠务农、行医和做其他活计来维持。他的诊疗治病方法以经验为主，无本民族的医药理论体系，行医疗法无文字记载可查。他的诊断方法：切脉、看五官。

十三、徐文忠

　　男，49岁，布朗族。临沧市双江拉祜族佤族布朗族傣族自治县邦丙乡南直村村支书，早年当过兵，在部队当过卫生员，复员后回乡务农，自学草医。自述自从政以来很少行医治病，识中草药一百多种，家中备有草药，多为自采。擅长感冒发热、头痛、腹泻的治疗。年收治病人10～20人，行医不是家庭主要经济来源。育有两子，均外出打工，无人跟其学习草医经验。其诊疗治病方法以经验为主，无本民族的医药理论体系，无文字记载可查。

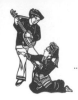
十四、杨国昌

男，50岁，汉族。临沧市双江拉祜族佤族布朗族傣族自治县邦丙乡南直村一组村民，文盲，布朗族上门女婿，居住在布朗族村寨已30多年。自述医技医法为祖父辈传授，是家族行医第三代。从十二三岁开始跟家人学习

杨昌国（左。图片来源：云南省中医中药研究院）

医技，识一百多种中草药，分季节自己采收，贵重药材少量购买。自述近两年因腿痛，已长时间没有进山采药。擅长对感冒发热、腹泻、肾结石、小儿癫痫、妇科、子宫瘤等疾病治疗。年收治病人未认真计算过，约20～30人。以积攒功德的心态为患者治病，行医不是家庭主要经济来源，其妻子会西医，不时给村民打针治病。有一子间断性跟其学习医技医法。诊断方法：切脉，看舌苔，看眼睛。

杨国昌自述，小儿癫痫在发病1～2年内，年龄在三四至10岁之间的患者，经其用药，已治愈10余例；子宫瘤患者，用草药外包，治愈三四例。

其诊疗治病方法以经验为主，无本民族的医药理论体系，行医疗法无文字记载可查。

十五、何改明

男，现年54岁，汉族。临沧市双江拉祜族佤族布朗族傣族自治县邦丙乡南榔村村卫生员，多次参加中西医培训，在布朗族村寨行医33年。自述草医药经验是其父所传和自己多年实践积累而得。识中草药三四十种，多为自采。每月处方200张，多以西药处方为主。专业行

医，擅长胃肠道疾病、心脏病、一般感冒发热、支气管炎、哮喘病治疗。其诊疗治病方法以经验为主，无本民族的医药理论体系，行医疗法无文字记载可查。其子毕业于卫校，现在外打工。他的诊断方法：切脉、问诊、看舌苔。

另外，根据勐海县布朗山乡卫生院院长唐小英对布朗山乡村寨的初步调查获悉，全乡各布朗族村寨中在民间从事医药活动的人员共有29人。

1. 章家老寨，玉香叫，女，布朗族，60岁。擅长治疗妇科病、月子病。

2. 章家老寨，岩嘎班，男，布朗族，52岁。擅长治疗腹泻痢疾。

3. 章家老寨，岩胆昂，男，布朗族，49岁。擅长治疗感冒发热。

4. 章家四队，岩约冬，男，布朗族，65岁。擅长治疗四肢关节疼痛，风湿性关节炎。

5. 空坎一队，岩落坎，男，布朗族，48岁。擅长治疗水肿、腹泻、痢疾、扭伤等，在布朗山乡较有名声。

6. 空坎一队，岩宰旺，男，布朗族，50岁。擅长治疗四肢关节疼痛，风湿性关节炎。

7. 兴图，岩帕叫，男，布朗族，70岁。擅长治疗四肢关节疼痛、风湿性关节炎、四肢麻木、头痛、腹泻、痢疾等疾病。

8. 兴图，岩温南，男，布朗族，40岁。擅长使用热蒸法治疗四肢关节疼痛、风湿性关节炎。

9. 南温下寨民间医，玉叫尖，女，布朗族，48岁。擅长治疗骨折、风湿性关节炎，在民间较有影响。

10. 老曼峨寨，岩宽叫，男，布朗族，58岁。擅长治疗扭伤、癫痫。

11. 老曼峨寨，岩叫康，男，布朗族，70岁。擅长治疗腹痛、扭伤。

12. 曼兴龙下寨，岩少男，男，布朗族，42岁。擅长治疗腹痛、头痛。

13. 新曼峨寨，大关章，男，布朗族，71岁。擅长治疗尿路感染、肾结石。

14. 新曼峨寨，岩觉尖，男，布朗族，77岁。擅长接骨；

15. 新曼峨寨，岩光甩，男，布朗族，50岁。擅长接骨；

16. 曼糯，岩少光，男，布朗族，60岁。擅长接骨，民间较有声望。

17. 勐昂，岩叫文，男，布朗族，60岁。擅长治疗皮肤病，民间较有声望。

18. 章家四队，岩烟那，男，布朗族，60岁。擅长治疗腹泻、痢疾。

19. 章家三队，岩班东，男，布朗族，60岁。擅长治疗风湿、腹泻、痢疾。

20. 过河，岩嘎应，男，布朗族，40岁。擅长治疗头昏、头痛。

21. 过河，岩约甩，男，布朗族，40岁。擅长治疗水肿、胃痛。

22. 过河，岩烟甩，男，布朗族，45岁。擅长治疗风湿。

23. 拉杆，玉劳书，女，布朗族，54岁。擅长治疗风湿、腹痛。

24. 曼纳，岩听章，男，布朗族，54岁。擅长治疗风湿（包药）、眼痛。

25. 南温，岩光书，男，布朗族，55岁。擅长治疗皮肤出疹，皮肤瘙痒等。

26. 曼囡新寨，岩帕章，男，布朗族，46岁。擅长治疗风湿病，妇科病（月子病）。

27. 曼囡老寨，岩恩帅，男，布朗族，80岁。擅长治疗头痛、月子病、咳嗽。

28. 曼捌寨，岩含山、岩牛票、岩专尖，擅长治疗骨折和一些急性疼痛的疾病；

29. 班等，岩叫甩，擅长治疗骨折和风湿（少许）。

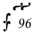

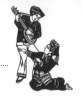

勐海县西定、巴达乡的当地群众提供布朗族民间医药人员有：

西双版纳州勐海县西定、巴达乡章朗村岩坎胆；

西双版纳州勐海县西定、巴达乡曼佤老寨岩三来；

西双版纳州勐海县西定、巴达乡岩帕、批图。

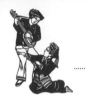
第七章　药食同源与神话传说

在长期的社会生活中，居住在勐海县的布朗族创造了他们独具特色的饮食文化，使之成为他们文化遗产中不可分割的一部分。

布朗族的烹调以煮、炒、烘烤、炸、燕、烧、腌酸七种见长。

煮是最常见的一种，凡是能吃的东西他们都可以用此方法制作，只要有盐、有水便可，其他作料不太讲究，有就放，没有就罢。

炒，则一定要有油和作料、小菜，各种动物肉都可以用炒的方法烹调，多放辣椒、韭菜、苤菜根、姜、蒜做配料，炒出来的菜一般都是香甜中带辣。

烘烤也是他们烹调肉食的一种方法，猎到兽肉，捕到鱼，或者家里杀猪宰鸡，都要取出瘦肉，揉上盐巴、辣子面，用细竹棍夹住肉在火塘边用

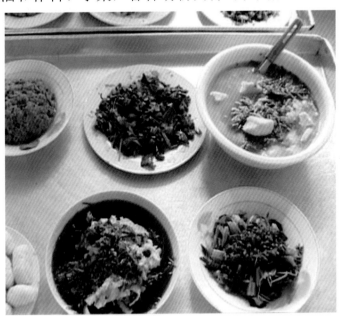

特色布朗菜肴（图片来源：互联网）

微火加以烘烤，制作出具有香、脆、甜三味齐全的佳肴。照他们的话

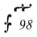

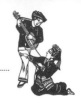

说："不吃烤肉，不算尝过肉香。"其甘美可想而知。

炸，主要有油炸兽肉、干巴、鱼、虾、螃蟹、花生米等，与其他民族油炸食物无多大区别。

蒸，能吃的食物他们都可以用蒸的方法来制作，食物不同，配料也有所不同。如蒸叶包猪肉，要有葱、蒜、姜、青辣椒、花椒粉、香毛草、盐巴等配料，而蒸棕包猪脑花，就要配有猪舌头、葱、姜、大芫姜、辣椒、盐等。不管蒸什么，都要把配料剁细，与主食拌匀再用芭蕉叶或者棕叶包起来蒸，吃起来有一种香甜的味道。

包烧也是布朗族常用的一种烹调方法，鱼、肉、菌类、野菜等拌上盐巴、辣面后用芭蕉叶包起来，放进火塘里，用火灰、火炭捂起来烧熟食用。

腌，布朗族制作带有酸味的肉、鱼、笋等时，就把这些切成小片，拌上盐巴、辣面、苤菜根、野花椒等香料，再掺上一些米饭或稀饭拌匀，放进罐子内捂好，腌至发酸时再掏出来煮吃或炒吃。

这几种常见的烹调方法虽不是布朗族独创，但民族不同，烹调方法、味道也有所不同，很多尝过布朗族佳肴的来客赞不绝口地说，不尝不知道，一尝就忘返。可见其美味了。然而，来客只知道这种佳肴美味可口，可不知道许多美味背后还有一个个比佳肴更加耐人寻味的故事。

一、怪味神药——卵石鲜鱼汤

从古至今，布朗人就说天上行走的月亮就是他们的女神，她无所不会，无所不能，常常下凡人间体察民情，为布朗人分忧解难，留下了许多动人的故事。有一次，女神在河边的一个沙滩上看见一个女子躺在沙土上，脚蹬手舞，不断扭曲着身子挣扎。她走过去一看，只见这女子脸色菜黄，眼睛无神，嘴皮发干，一看就知是几天没吃没喝，身体过度虚弱而造成的。只要给她吃上东西，补补元气就行。她朝四周看了看，不见村，也不见人，只有旁边一条河水正在哗哗地流淌着，全然不知它身边发生的事。女神沉思了一会儿，就捡了七八块卵石，放进火里烧。又在沙滩上刨了一个坑，在坑内铺上几张芭蕉叶代替铁锅，盛上清水。接着，伸手从河里捞出几条鱼，放进"叶锅"里后，把烧烫的卵石一块接一块地投进"锅"里，等水烫沸，鱼煮熟之后，又烧红一块盐巴放进去，等它冒起水花化开盐，她就扶起女子一口一口地喂。还未喂完这"锅"

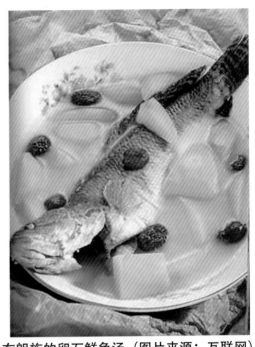

布朗族的卵石鲜鱼汤（图片来源：互联网）

无油无作料的鱼汤，女子便慢慢活过来，睁开了眼睛，见自己躺在一个陌生女子的怀里，便问她：你是谁，喂我吃了什么神药？女神指了指沙坑上的鱼汤说："我也是像你一样的女子呀，就喂你吃了这卵石鲜鱼汤，你把这些都喝完吧，我有事要先走了。"女子正要开口谢谢她，她便消失得无影无踪。由于这道鲜鱼汤救活了这个女子，女子回到寨子就把这段奇遇说出来，使之一传十、十传百，一代接一代地流传下来。因这汤除鲜美之外，又有一种烧石烧盐的味道，有滋补的奇效，人们把它叫作怪味神药，每当家里有病人不思茶饭或者身体虚弱时就煮这种汤给病人喝。有时，客至家里，也煮这种汤来接待，只是不一定要刨沙坑、土坑，割芭蕉叶，而是用各种锅具大碗代替。

二、千刀菜——螃蟹肉剁生

这是布朗族菜肴中香、辣、甜三味俱全，吃后让人回味无穷的一道菜肴。这道被叫作千刀菜的佳肴，主原料是螃蟹肉，配料是辣椒、姜丝、芫荽、南瓜子、炒米面等。剁生之前，先将螃蟹去掉硬壳、蟹胆，并将辣椒用火烧糊，南瓜子炒脆炒香舂成粉末。一切准备就绪后，先将螃蟹肉剁成粉末再将其他配料、作料掺入搅拌均匀即可，是一道专门招待贵客的美肴。由于把螃蟹肉剁成粉末需数百刀，故叫千刀菜。千刀菜的制作虽然简单，但其来历耐人寻味。

据说在布朗族先民还居住在铁桥（今云南省中甸一带）的时候，寨主的女儿娜芙和村里几个要好的姑娘一起去河里洗澡。那天，火辣辣的太阳给河边的山林镀上一层虹彩，晒得沙土发烫发热，姑娘们在清悠悠的河里玩得十分开心惬意。突然，娜芙惊叫了一声，接着就手脚并用地爬出岸边，"哎哟，哎哟"地叫着哭起来，姑娘们也争相爬出来围住娜芙一看，只见她的右手食指上吊着一只拳头大的螃蟹，它用铁夹似的脚钳住了娜芙的指头，怎么甩也甩不脱、丢不开。娜芙痛得面色泛白，泪水直流，姑娘们也轮着去拆，却怎么也拆不开，只好扶着她急忙回家去。寨主见了，先拆断了螃蟹的一只脚，再轻轻一拆就拆开了。娜芙捏着发红发痛流着血的食指，定要父亲惩治这只螃蟹。寨主想想就叫来一个汉子，把螃蟹交给他说："你去整治整治它吧，但一定要让我女儿出气解恨。"汉子点点头拿着螃蟹去了。过了一会儿，他就端出一大碗清香四溢的菜来，让大家尝尝，娜芙及她父母和几个姑娘都尝了，都说味美可口。

娜芙的父亲问汉子："这佳肴叫什么？"

汉子说："千刀菜。"

"为何叫千刀菜？"寨主感兴趣地问。

"它夹伤了娜芙姑娘，剁千刀才解恨，我就剁了千刀，把它剁成肉末，再配上其他作料，就成这道菜了。"

娜芙的父亲听了，连声说："好，好，不仅菜名取得贴切，其味也不一般，以后客人来了，就用它来招待客人。"千刀菜——螃蟹肉剁生就这样流传下来。如果读者有机会到布朗山寨，好客的主人也许会用它来招待你呢。

由螃蟹肉剁生演变来的还有一种叫螃蟹松，原料是烧熟后的螃蟹、姜丝、辣椒、荽要等，制作时将螃蟹去掉硬壳，留下蟹肉与腿，剔除其腹内污物，洗净后再用火烘熟，然后掺上预先准备好的作料，舂成粉末即可，吃起来干香干香的，又是一种风味独特的菜。所不同的是，千刀菜一般由男性制作，螃蟹松由女性制作。

螃蟹味咸，性寒，有小毒。入肝、胃经。养筋益气，理胃消食，散诸热，通经络，解结散血。对于瘀血、黄疸、腰腿酸痛和风湿性关节炎等有一定的治疗效果。其含有丰富的蛋白质及微量元素，对身体有很好的滋补作用。螃蟹还有抗结核作用，吃蟹对结核病的康复大有补益。适宜跌打损伤、筋断骨碎、瘀血肿痛、产妇胎盘残留、孕妇临产阵缩无力、胎儿迟迟不下者食用，尤以蟹爪为好；平素脾胃虚寒、大便溏薄、腹痛隐隐、风寒感冒未愈、宿患风疾、顽固性皮肤瘙痒疾患之人忌食；月经过多、痛经、怀孕妇女忌食螃蟹，尤忌食蟹爪。

三、跌打药浆——蝉酱

在布朗族和傣族民间，流传着一则故事：说有个傣族男子要到山上的布朗族朋友家去玩，途中不幸跌跤伤了脚，欲前不行，欲退不能。正为难之际，被一个在山上劳动的布朗汉子看见，扶回他住的地棚里。两人都不懂医，只好等着脚伤自行好转。让汉子过意不去的是，不仅让一个异族客人和自己一起挤在窄巴巴的地棚里，而且没有什么油水肉类来招待他，只能让他跟自己一起吃野菜。他想打野兽，却没有带枪；他想打鸟，也没有弩。想来想去，就去树林里捉来正在产卵的蝉，去掉翅膀、头脚，将蝉身蒸熟后剁细，拌上辣椒、野花椒粉、姜末等料，调配成酱端给傣族男子吃。傣族男子第一次见到这种菜肴，试着吃了一口，不仅味鲜美，还有一种特殊的香气，就问是什么菜。布朗汉子告诉他叫"撒阿永"。这就是布朗族菜肴中风味独特的蝉酱。布朗汉子见傣族男子喜欢吃，以后就顿顿做蝉酱给他。吃了三天，他的脚伤不治自愈。傣族男子把这归功于蝉酱，说它有神奇的药效，就把它叫作跌打药浆。其后这蝉酱就作为布朗族的一种名菜肴流传下来。由于蝉一般都在春末夏初时节才出来饮水或产卵，所以，如果你想尝尝这鲜美奇香的蝉酱，就请在这个时候来，否则就枉来一趟密林中的布朗山寨了。

四、耐人寻味的"情人菜"

布朗族的菜肴中，有一种油炸花蜘蛛，布朗族人又叫它"情人菜"。花蜘蛛繁殖生息在山林间，常在树上结网，个儿比蜘蛛稍大，身上长有白花斑。布朗族人把它捕来后，去掉头脚，取其身油炸至黄，撒上盐和辣子面拌匀便食用。这道烹调技艺极其简单的菜肴为何叫"情人菜"呢？原来，它与一个美丽的爱情故事有关。

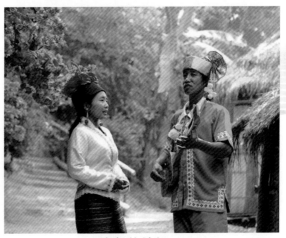

布朗族情侣

传说有一对至亲至爱的情人，相爱三年之后，准备结婚了。正当小伙子和家人为婚事忙碌的时候，小伙子突然得了一种莫名其妙的病，日不进食，夜不能眠，只几天时间，就病得面黄饥瘦，眼窝深凹，呼吸紧促，说话不成句，两方家人都为他担心。见自己心爱的人病成这样，姑娘也急得不思茶饭，坐卧不安，天天以泪洗面。她找来远近村寨的草医诊治，都说不出小伙子得的是什么病，不知道该用什么药。她只好每夜望着星空，求月亮女神保佑心爱的人早日康复。一天晚上，她迷迷糊糊地觉得自己来到洁净的碧空中，坐在月亮女神的旁边，静静地与之对话。

月亮女神抚摸着她的头问："你真的想治好他的病吗？"

"是的，我这是特意来找你要药方的，有吗？"

"有，而且很简单，但要治好他的病，就要搭上另一条人命，有谁为别人舍得自己的命呢？"

"只要能治好他的病，我愿意舍弃我的命。"

"那值得吗？"

"为自己喜欢的人去死是值得的，你告诉我药方吧。"

"这药方很简单，只要让他吃两次油炸花蜘蛛，他的病就会好的。"

姑娘活了18岁，但没有见过花蜘蛛，就问要去哪里找它，它像什么样子。

月亮女神看了看姑娘，抚摸着她的衣裙说："它的花斑就像你的衣裙，可它现在还没有，所以要由一个姑娘变成花蜘蛛。"

姑娘已经明白了女神的意思，就问她自己怎样才能变成花蜘蛛。女神交给她一包药粉说："你回去后服下这包药就行了。好心肠的姑娘，人间有你这样的人，以后就会变得更加美好的……"

姑娘醒来的时候，果真见自己手里捏着一包药粉，知道刚才是月亮女神托梦给她了。第二天一早，她找来一个最要好的女伴，把梦中的事和自己的打算告诉了她，并不顾女伴的劝说和拦阻，服下了那包药。没过多久，她就在女伴的目光中悄然无声地消失，变成无数的花蜘蛛，在女伴的身旁飞舞起来。女伴按照姑娘的吩咐忍泪捉了几只，用油炸黄煎脆后让小伙子吃，小伙子吃了两次，病就好转，没过几天就恢复如初了。

小伙子病好后，左看右瞧都不见姑娘，就向家里人打听，家里人说他们好几天不见她的踪影了，正到处找她。急得他叫着姑娘的名字到处寻找起来。姑娘的女伴只好把姑娘变成花蜘蛛的事说出来，小伙子和众人听了，都悲伤得说不出话来。为了纪念这个姑娘，人们把这

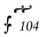

个故事和菜肴就一代接一代地传下来，久而久之，就叫成了情人菜。青年男女恋爱成婚前，家长都要做"情人菜"，让他们尝尝，训导他们对爱情要忠贞。

五、"一里香"——翡翠酒

布朗族的翡翠酒与其他米酒的酿制并无两样：先把谷子淘洗干净，在水里泡上一段时间就倒进大铁锅里煮，待颗粒炸开后，倒出来晾在席笆上，冷却后撒上酒药拌匀，装进土罐里，用布或芭蕉叶把罐口捂紧密封好，发酵后放进蒸酒甑里，上面放上一把新鲜的金竹叶，蒸出来的酒水晶莹透亮，像淡绿的海水。翡翠酒除了有米酒的醇味，还有一种竹叶的清香，是布朗族的一种名酒。逢年过节、婚事、上新房等，他们就特意酿制这种酒待客。

传说在远古的时候，布朗山寨有两户专营酿酒营生的人家，其中一家酿的酒很受九村十八寨的欢迎，酿出多少就能卖出多少，生活因此逐步好起来；另一户人家酿制的酒几乎卖不出去，有时连生活也难以维持，他便向那户讨教。那人说，他开始也因为酿不出好酒而发愁。有天半夜，他妻子兴冲冲地叫起他说："刚才我做了一个梦，梦见月亮女神让我们酿制翡翠酒来卖。"他大惑不解地望着妻子，认为她在说梦话。妻子把梦中月亮女神说的话从头一一地说出来，他沉思了一会儿说："那我们明天就试试吧。"

第二天一早，夫妻俩就一起动手烧起火，找来一把金竹叶，按照月亮女神教的方法蒸酒。蒸够时辰，一股奇异的清香就慢慢弥漫开来，香遍了整个村寨。人们嗅着这股奇香来到他家里，热情的夫妇就一碗接一碗地斟给大家尝。大家喝了这奇色奇香的"绿酒"，都觉得味醇色香，是上等佳酿，以后就纷纷来买他家的酒。好心的夫妇俩看到另一家的生意慢慢清淡下去，心里过意不去，更觉得月亮女神是整个布朗族的女神，不应把她教给的"秘方"占为己有，以此图私利，便把酿制翡翠酒的方法告诉大家，让它流传开去。后来，人们发现这种酒不仅香味独特、长久，还能飘香四方，于是又叫它"一里香"。

如果你到布朗山寨时，喝了"一里香"，其香味会久留你的心间。

六、清心醒脑的良方——茶叶

许多布朗族村寨盛产茶叶，茶叶也因此成了他们不可缺少的饮品。他们擅长茶叶的制作加工，讲究茶水的泡制、饮用。最独特的是吃茶叶，就是把茶叶放进嘴里嚼细咽进去。此种吃法与平时吃菜吃饭并无两样，但吃茶叶除了能解渴去乏之外，还有清心、醒脑之药效。许多布朗族人出远门，都喜欢带上茶叶吃。这种吃法，在布朗山寨不仅普遍，而且已有相当的历史。

传说有一天，

古树茶（图片来源：互联网）

几个布朗族和尚在寺庙里念经书，念着念着，他们就感到疲劳。有的打瞌睡，有的已把头埋进两膝间睡着了。佛爷只好让他们出去外面走走，散散心，头脑清醒后再回来念。有一个小和尚钻进寺庙后面的一个小树林，一边走，一边顺手摘了几片树叶放进嘴里慢慢嚼起来，开始他感到有一种苦涩的味道，慢慢却又变得清香甘甜起来，他顿觉疲劳全消，瞌睡全无，返回寺庙念经也有了精神，记性也特别好，佛爷教什么就记得什么，学到的经文比别人多，一连几天都是这样。佛爷觉得奇怪，就问是吃了什么神药，小和尚就把自己到树林摘树叶吃的事说给佛爷听。佛爷觉得自己天文地理样样都知晓，就是没有听说过这等神奇的树叶子，就让小和尚带他和其他和尚去看看，并摘了树叶嚼吃了试试，结果的确有效，他和小和尚都更加精神起来。以后他就经常带小和尚去树林里摘吃这种树叶子来消除疲劳。这事一传十、十传百，各村各寨的人不仅开始寻找嚼吃这种树叶子，还把它挖回来栽在自家地里，一旦感觉没有精神的时候就去摘叶子来嚼吃。后来他们知道这种小树是茶树，他们吃的是茶树的叶子。随着社会的发展，他们饮茶的方法改进了许多，但吃茶叶的方法至今还在流传和沿袭着，成为布朗族饮食文化中的一个部分。

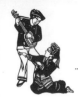

参考文献

1.谢蕴秋.云南境内的少数民族[M].北京：民族出版社，1999.

2.赵瑛.布朗族文化史[M].云南：云南民族出版社，2001.

3.穆文春.布朗族文化大观[M].云南：云南民族出版社，1999.

4.布朗族社会历史调查（二）[M].云南：云南人民出版社，1982.

5.布朗族社会历史调查（三）[M].云南：云南人民出版社，1986.

6.布朗族简史编写组，布朗族简史[M].云南：云南人民出版社，1984.

7.布朗族研究[M].云南：云南人民出版社，1991.

8.全国政协文史和学习委员会暨云南省政协文史委员会.布朗族——云南特有民族百年实录[M].北京：中国文史出版社，2010.

9.纳麒，汤汉清.远去的背影——云南民族记忆（1949～2009）[M].云南：云南人民出版社，2010.

10.周海钧等编.中国民族药志（第一卷）[M].北京：人民卫生出版社，1984.

11.周海钧等编.中国民族药志（第二卷）[M].北京：人民卫生出版社，1990.

12.曾育麟，中国民族药志（第三卷）[M].成都：四川民族出版社，2000.

13.卫生部药品生物制品检定所，云南省药品检验所等编著.中国民族药志（第一卷）[M].北京：人民卫生出版社，1984.

14.中国药品生物制品鉴定所.中国民族药志（第二卷）[M].北京：人民卫生出版社，1990.

15.云南省民族学会.云南民族[M].北京：人民出版社，2009.

16.云南省志·医药志编撰委员会编.云南省志·医药志卷七十[M].昆明：云南人民出版社，1995.

17.云南省勐海县地方志编纂委员会.勐海县志[M].昆明：云南人

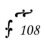

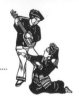

民出版社，1997.

18.云南省勐海县卫生局.勐海县卫生志[M]．昆明：云南人民出版社，2000.

19.双江拉祜族佤族布朗族傣族自治县卫生志编撰领导小组.双江拉祜族佤族布朗族傣族自治县卫生志[M].昆明：云南人民出版社，2006.

20.双江拉祜族佤族布朗族傣族自治县志编撰委员会编纂，双江拉祜族佤族布朗族傣族自治县志[M].昆明：云南民族出版社，1995.

21.俸春华.澜沧江畔布朗人[M].昆明：云南民族出版社，2003.

22.李元标，徐鹏声.施韵甸美[M].昆明：云南人民出版社，2009.

23.赵朕，赵叶，鲁保中，等。少数民族的风情[M].北京：中国旅游出版社，2007.

24.《全国中草药汇编》编写组.全国中草药汇编[M].北京：人民卫生出版社，1975.

25.昆明军区后勤部卫生部.云南中草药选[M].天津：1970.

26.云南省卫生局.云南中草药续集[M].昆明：云南人民出版社，1975.

27.疟疾病防治中草药选[M].1970.

28.云南省思茅地区革委会．云南思茅中草药[M].1971.

29.彭朝忠，郭绍荣.布朗族民间药用植物收集[J].中国民族民间医药杂志，1997，24：22.

30.彭朝忠，朱涛.布朗族民间验方收集整理[J].中国民族民间医药杂志，1997，29：19-20.

31.彭朝忠，朱涛，李再林.布朗族医治骨折常用药[J].中国民族民间医药杂志，1999：36-35.

32.彭朝忠，高海泉.布朗族民间单方录[J].中国民族民间医药杂志，2004,69：246-247.

33.彭朝忠，杨春勇，李学兰.西双版纳布朗族民间复方录[J].中国民族民间医药杂志，2007，84：58.

34.彭朝忠，徐安顺，李学兰.布朗族治疗呼吸系统疾病验方录[J].中国民族民间医药杂志，2007，86：180-181.

35.彭朝忠，李学兰，徐安顺.布朗族民间药用动物收集[J].中国民族民间医药杂志，2007，89：229-230.

36.金锦，杨玉琪，方路，等.云南省双江县布朗族医药简述[J].云南省中医中药杂志，2011（2）：36-38.

37.金锦，瞿广城，赵文科，等.布朗族民间养生保健方法简介[J].云南省中医中药杂志，2012（5）：57-58.

后　记

　　《布朗族医药简介》是在对记载有布朗族医药有关文献进行整理和对布朗族医药现状进行调研的基础上编写而成。由于历史上记载布朗族医药的文献较少，并且记载有布朗族药物的文献也寥寥无几。加之布朗族聚居的地区主要是在较边远山区，要长时间对布朗族医生进行追踪观察比较困难，所以对布朗族的医疗思想和核心理论挖掘得很少。

　　笔者是在兼顾本职工作的同时参与本项目研究工作的，所以项目研究工作也是断断续续开展，在文献阅读整理上有疏漏的地方在所难免，加之时间和写作水平有限，所以全书在内容安排和取舍，以及叙述上有不妥和错误的地方，敬请读者见谅。

　　能够开展本课题的研究并顺利达到预定的研究目标，要感谢在项目工作中给予我们大力支持的同行和朋友们。如：勐海县卫生局、勐海县中医院、布朗山布朗族乡卫生院、西定巴达卫生院、临沧市卫生局、临沧市中医院、双江县卫生局、邦丙乡卫生院、普洱市卫生局和澜沧县卫生局等部门的有关同志，还有项目涉及到的各位布朗族医生等等。没有他们的帮助我们的研究任务是无法完成的，在此一并向他们表示衷心的感谢！

编者

2012 年 4 月